五臟保養書

養 生 ， 必 先 調 五 臟 ！

經 典 暢 銷 版

方舟文化

統編工作委員會

總　策　劃：朱溥霖

編輯主任委員：黃奇全

編　輯　委　員：王清炎　徐火雄　連俊英　陳國津

顧　　　問：陳榮結　陳三元　徐慶松　蘇榮七　林天樹　林承斌　王瑞叁

指　導　委　員：
台灣省理事長	陳東輝	台北市理事長	連俊英
高雄市理事長	謝慶堂	新北市理事長	林春夏
桃園縣理事長	洪宗鎮	基隆市理事長	柯士元
宜蘭縣理事長	廖實賢	新竹縣理事長	徐盛江
新竹市理事長	羅志祥	苗栗縣理事長	林進亨
台中縣理事長	張正俊	台中市理事長	鐘再成
彰化縣理事長	洪文封	南投縣理事長	胡錦生
雲林縣理事長	巫錦豐	嘉義市理事長	林陳育新
嘉義縣理事長	林文泉	台南市理事長	薛榮仁
台南縣理事長	莊三德	高雄縣理事長	黃金元
屏東縣理事長	黃玉華	台東縣理事長	侯樹三
花蓮縣理事長	徐名宏	澎湖縣理事長	陳永禧

執　行　委　員：
彭智榮	陳均元	林　所	蔡百祿	馬逸才	林宗寬
王榮南	石定興	江春舟	陳房雄	施光毅	陳萬枝
李建明	林書章	李進長	邱坤業	黃進平	呂天童
吳青柳	彭勝忠	張建祥	黃志斌	姚水勝	李明郎
連錦港	張瑞坤	魏嘉俊	陳瑞發	郭昆茂	戴近龍
余崇達	陳李清	薛光華	曾百賢	洪介民	賴豪雄
邱憲隆	林燦明	鄭和平	黃正一	陳君成	吳俊樺
彭文喜					

Preface

推薦序❶
食助藥威，補氣養身！

「 水曰潤下，火曰炎上，木曰曲直，金曰從革，土爰稼穡」，中國古老智慧在長期的生活中認識到木、火、土、金、水是必不可或缺的基本物質，並進而引申認為世間一切事物都是由這五種基本物質之間的運動變化而生成的，在不斷的相生相剋運動中維持著動態的平衡，這就是所謂五行相生。

在我們五臟六腑中，也與五行相關，「肝屬木，心屬火，脾屬土，肺屬金，腎屬水」，如果我們要擁有一個健康的身體就要在日常生活中經常保持五行調和。人體氣血運行盛衰，與五臟六腑息息相關，中國人自古便有藥食同源，以藥膳做為養生、食療的觀念。在中國醫藥經典唐朝醫聖孫思邈所著的《備急千金要方》一書中，便提出「食能排邪而安臟腑，悅神爽志，以資血氣」，指出相宜的飲食，調和的五味，可使胃氣健旺，氣血生化源源不絕，五臟盡得其養，調和精神氣血。

藥膳在近年來蔚為流行，因它較為平和，將食物與中藥的藥用價值搭配，既保持了藥物的療效又不失食物的色、香、味等特性。本書在食療上下了很大功夫，介紹做法與食材藥材挑選上十分詳細與平易近人，相信能更普及在一般家庭使用上，在現今忙碌的社會中，讓大家只花一點點時間，卻能為家人創造大大的健康與幸福。

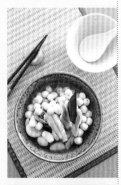

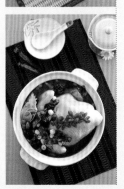

衛生福利部中醫藥司 司長

黃怡超

推薦序❷
從根固本，調理臟腑！

中國傳統哲學，將萬物以「木、火、土、金、水」五行做歸類，像是音樂有五音、蔬菜有五蔬、穀物有五穀、水果有五果、節氣有五季。而人體中按部位可分為五體，按臟器可分為五臟，按感知系統可分色、聲、香、味、觸，蘊於體內的精神力量則包含了魂、神、意、魄、志五大層次的修鍊。

《五臟保養書》依據天地間無所不在的五行原理，說明外在大自然有五運時序變遷，而人體內部奔騰不已的小宇宙，也自成一個五行運轉的天地，五臟與五行相對應，進而提出健康維護、保健藥膳，以維繫五行元素正常的「相生」關係，講求「相乘」體能增進，「反侮」誘發疾病調理，從而達到五臟保養的目標。

人體以五臟為中心，無論何種保健方法，最終都必須落實在對五臟的養護上，對於脫軌於自然、多病早衰的現代人來說，藥膳補養方法，可說是成本最小、容易執行、從根固本的好方法，一個來自古老，卻比現代更科學的根本大法。

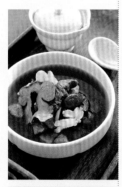

專業藥膳不是簡單的「食物」與「藥材」的相加，而是以漢方理論為依據，配合個人身體狀況與季節量身訂做的健康料理，以維持與生俱來的平衡狀態。全聯會將五行理論，整理成人人可理解的圖文，並研製出美味食譜，希望大家多多運用這套養生叢書，讓身體脫胎換骨，元氣與免疫力超乎尋常，身心更精實強健----「五行藥膳養生深耕栽，萬惡諸疾永遠不再來！」

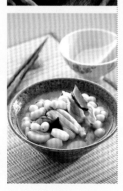

台北市中醫師公會名譽理事長
日本大學醫學部醫學博士

陳旺全

Preface

總策劃序❸

上工治未病，預防勝治療。
用藥膳做好自我健康管理！

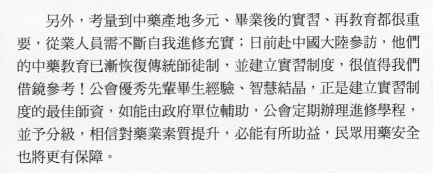

　　本會為維護民眾用藥安全、推廣一般人對藥材的基本認識，除了舉辦中藥博覽會等各項展覽、體驗活動外，更積極召集本會資深專家，出版一系列可供消費者參考的藥膳書，從《快樂藥膳》、《元氣藥膳》到這次的《五臟保養書》，都是秉持一貫的藥食同源理念：年輕化、生活化、科學化，以藥助食之功、以食借藥之力，讓更多人了解中藥的博大精深並廣為運用，做好自我健康管理。

　　本會負有中藥傳承發展的使命，除了服務一般民眾、保障用藥安全，更重視中藥發展的國際化、專業人才的培育，未來公會更希望推動成立中藥科系相關學院，畢業後經認證考試授以證書、執照，讓高素質年輕新血加入，讓專業的人做專業的事，提升中藥業服務品質。

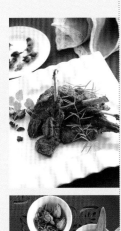

　　另外，考量到中藥產地多元、畢業後的實習、再教育都很重要，從業人員需不斷自我進修充實；日前赴中國大陸參訪，他們的中藥教育已漸恢復傳統師徒制，並建立實習制度，很值得我們借鏡參考！公會優秀先輩畢生經驗、智慧結晶，正是建立實習制度的最佳師資，如能由政府單位輔助，公會定期辦理進修學程，並予分級，相信對藥業素質提升，必能有所助益，民眾用藥安全也將更有保障。

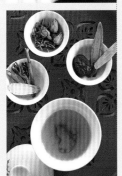

　　幫助有需要的人挑選對的、道地的藥材，是我們的職責，也是這本藥膳書製作的初衷，出書只是教育事業的一個起步，我們期待擔負起更多的使命，20年來未發新的中藥證照，缺乏新的人才加入，已嚴重影響中藥發展，限制不是解決之道，教育才能達到專業升級！讓我們一起努力，為中藥國際化勇往前進！

中華民國中藥商業同業公會全國聯合會 理事長

朱溥霖

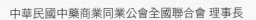

推薦序❹
學習以生活藥膳，照顧自己

2006 年適值我擔任全聯會理事長一職，有感於台灣中藥產業已出現疲態，個人非常希望做些有益振興產業之事，遂大力提倡中藥行現代化、鼓吹生活藥膳，首開先例集合會內耆老共同編纂一系列藥膳書籍，希望透過出版傳播，落實理念，讓更多人認識中藥、親近中藥。

根據公會資料統計，台灣中藥行有六成業績來自於養生族群，亦即絕大多數人並非因生病而吃中藥，更多人是為了調理身體或是簡單食療而購買中藥材。我們從許多古籍裡可以知道，在傳統的民間社會裡，一般人家對中藥材都具備尋常知識，每個家族裡都有若干帖老祖宗傳下來的祕方。

可惜的是，隨著西醫的普及，大家對中醫與中藥已經日形疏遠，許多年輕人甚至連基本的食療知識都付之闕如。所以，中藥商全聯會決定扮演老祖母醫藥百寶箱的角色，替台灣讀者將那些已流傳了千百年的民間藥膳配方，再重新整理出來，讓大家都可以回到人人都懂得利用食療照顧自己的年代。

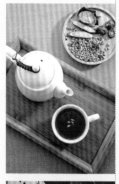

在出版《五臟保養書》之前，中藥商全聯會曾推出過《快樂藥膳》與《元氣藥膳》兩冊藥膳書，回響都很好。許多會員反映，他們將書籍放在店裡，讓顧客翻閱，不但在介紹中藥材與使用方法時，溝通起來更為容易，有些消費者甚至會買回去作為使用指南。在科學昌明的年代，我們益發需要老祖宗的智慧來平衡我們的生活，相信這本藥膳書即可發揮這樣的功能！

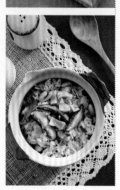

財團法人中華民國中藥發展基金會 董事長

林承斌

Preface

編者序❺
天人相應，以五行養五臟！

中醫養生原則強調：天人合一，相信人體與天地之間，有著許多相互關聯的神祕密碼，且彼此依存、互相影響。五臟則被認為是人體生理功能的核心，對應自然界的五行。

所謂的「五行」，指的是火、金、木、土、水，分別對應人體「五臟」中的心、肺、肝、脾、腎，如果能好好調養五臟，使之陰陽平衡，身體大約也就健康無礙了。本書的總論對此學說多所著墨，簡潔扼要說明「以五行養五臟」的保健觀念，並依此衍生、創作五行藥膳食譜。

食療篇是本書的焦點，選取最常用五臟保養藥材、配伍當令五色蔬果，製作色、香、味、形，皆臻上乘的菜餚，豐富每個家庭的餐桌。所採食材、藥材價格親民、烹調方式不超過5個步驟，人人都可操作、實踐。

挑選藥材是我們的強項，經過編輯小組的多次討論，嚴選最常用五臟保養中藥材，從外型、藥性、功能、到挑選方法，一一進行精要解說，拿出看家本領與絕活，決不藏私，以幫助讀者在購買藥材上，更能得心應手、買得公道、煮得安心。

關心大家的健康是中藥商全國聯合會最高目標，善用藥膳保養自己，是這本書用心良苦之處。全書的資料豐富，內容整齊，只要讀者願意，想必都能夠開卷有益，惟本書幾經校訂後恐仍有不周之處，尚祈賢達前輩，不吝賜教！

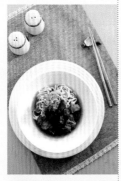

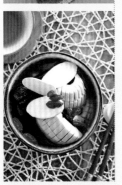

編輯委員 黃奇全 陳國津 徐火雄
王清炎 連俊英

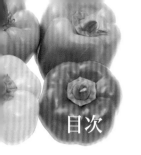

目次

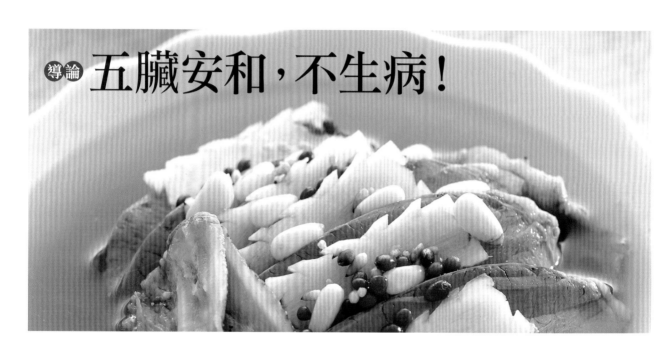

導論　五臟安和，不生病！

16　一　從五行看養生

五行的簡易概念
五行生剋的關係
中醫五臟六腑指的是哪些器官？
五臟與五行有什麼關係呢？

22　二　心臟與小腸的保養

季節保養：夏季是養心季節
飲食保養：紅色、苦味食物養心
吃黃米益心
情緒保養：大喜傷心

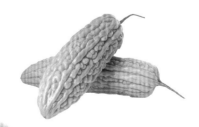

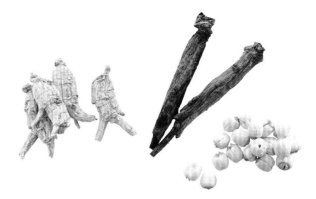

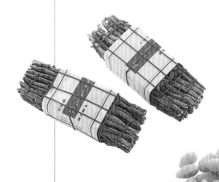

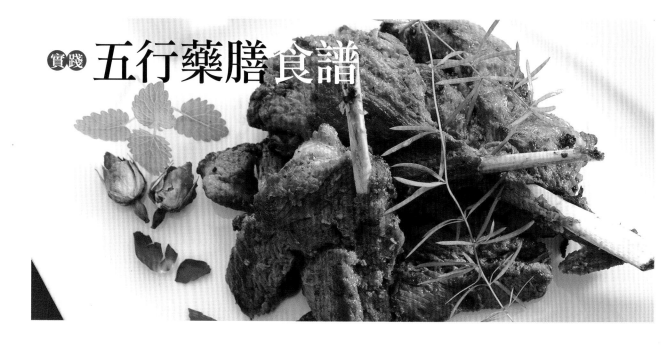

實踐 五行藥膳食譜

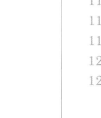
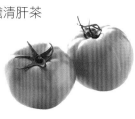

Part 4 健脾食譜 ｜脾藏意，喝口涼水都長肉，原來是脾虛惹的禍。

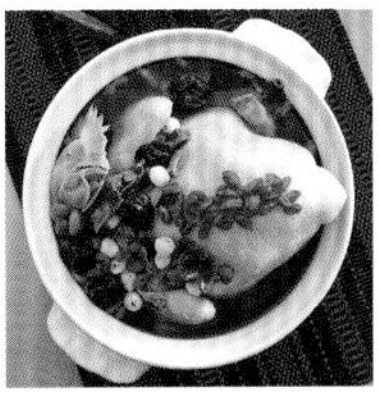

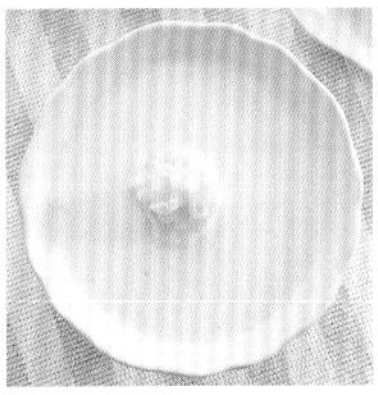

Part 5 益腎食譜 ｜腎藏志，腎氣就是人體的健康存款。

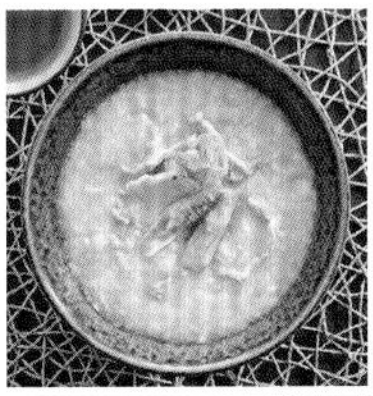

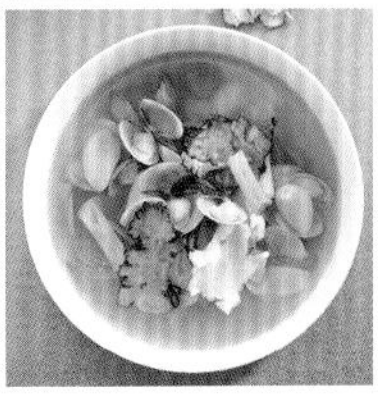

Part 6 藥膳小吃食譜 ｜台灣地道特色。

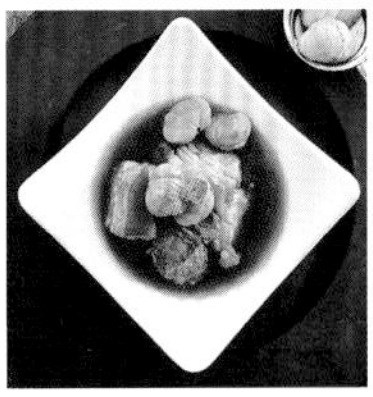

特別感謝

五行養生名廚、儂來餐廳台菜小王子
TJCA 台灣國際年輕廚師協會理事長 **黃景龍**（龍師傅）

擁有中國烹飪世界大賽麵點總冠軍、團體金牌、十大美食名廚新秀的殊榮，龍師傅的好手藝是傳承自台菜老字號儂來餐廳董事長黃洪忠的教導，他講究作菜要用「五感」，即看、聞、聽、嚐及手感，配合紅、黃、綠、白、黑五色食物精華，將蛋白、蛋黃、紅蘿蔔、青菜、香菇等合於五行對應的食蔬，應用於每餐的餐桌中。烹調中的調味料，則盡量選擇天然性的來源，如：醬油採用手工釀造的，少人工色素及添加物，既健康且環保。希望藉由本書將大家最愛的人氣台菜，轉化為主婦們餐桌上的美味藥膳。

感謝黃景龍先生率以下三位廚藝大賽金牌得獎主廚，
為本書示範藥膳食譜料理，為本書精彩加分。

榮美精品商旅餐飲部主廚 **范樹男** 先生
乾龍坊餐廳廚藝總監 **張立峰** 先生
東坡涵舍川台菜創意餐廳主廚 **余秉憲** 先生

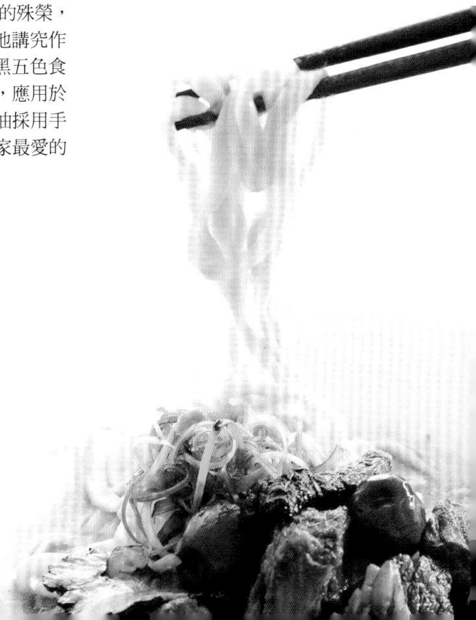

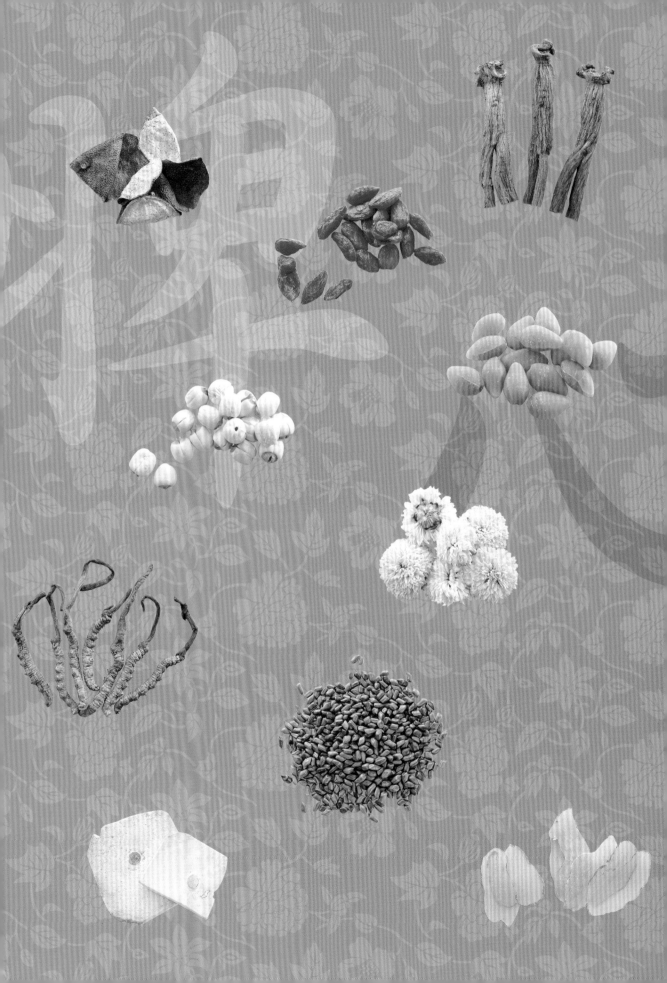

導論 五臟安和,不生病!

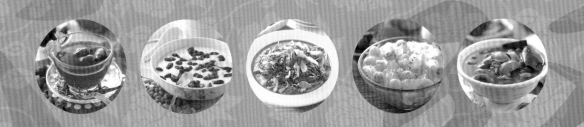

Introduction

一　從五行看養生

　　傳統中醫認為人體是一個完整的小宇宙，人體的五臟六腑、五體、五官等與自然界的五方、四季、五味等有相應的關係，五臟之間相互滋生、相互制約，共同維持人體小宇宙的穩定平衡狀態，寒暖燥溼平衡、臟腑平衡，人就不生病。

　　「五行學說」以相生相剋論述五臟之間相互聯繫、協調平衡關係。當五臟之間正常的生剋制化調節受到破壞，就會出現相乘相侮的現象，也就是病理狀態。在臨床，用五行生剋乘侮規律，不僅能說明疾病的轉變，了解病情的預後；而且能調理各臟腑功能，做出相應的診斷和治療，因此，養生必先調理五臟！

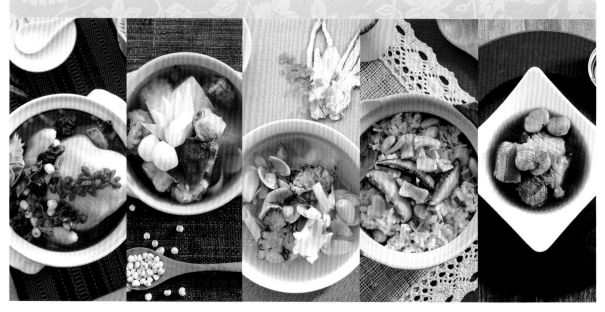

五行的簡易概念

中國古代哲學認為，天地間的萬事萬物不僅有陰陽，也各具五行的屬性。對於五行《尚書·洪範》有以下記載：「水日潤下，火約炎上，木約曲直，金曰從革，土爰稼穡。」它的意思是說：

● **水日潤下：**
水往下流。
物質界中凡有滋潤、寒涼、閉藏特質者，皆日水。
在五行裡，水代表了向下運行的下行之氣。

● **火日炎上：**
火具有炎熱、往上竄燒的特質。
物質界中，凡是溫暖、升騰、明亮特性者，皆日火。
在五行裡，火則代表了向上運行的上升之氣。

● **木約曲直：**
指草樹植物蓬勃成長。
物質界中，凡具生長、條達、舒暢特性者，皆日木。
在五行裡，木則代表了向外運行的展放之氣。

● **金日從革：**
革是變革之意，指可製作成各種器具、形狀的金屬。
凡具金屬的收斂、沉降、肅殺的特性者，皆日金。
在五行裡，金代表了向內運行的內收之氣。

土爰稼穡：
稼穡是指播種收穀，意指土地為萬物之母。
物質界中，凡能滋養、孕育、受納、承載者，皆日土。
在五行裡，土代表平衡穩定之氣。

五行生剋的關係

　　五種氣的運行方式分別是向上、向下、向外、向內與穩定持平，而這種氣彼此之間具有一種相生、相剋、相乘、相侮的奇妙關係。五行之間相生相剋的關係可以下圖顯示：

■ 五行學說

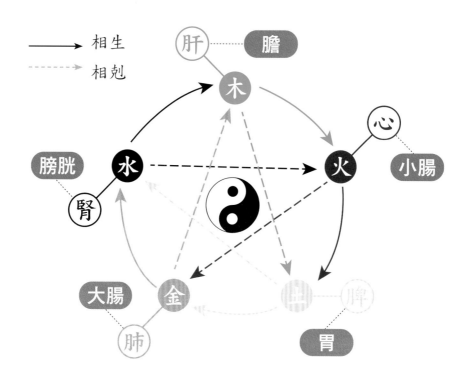

木生火：鑽木可取火或燒材可助火旺。

火生土：燒成灰燼者，終將變成塵土。

土生金：金礦開採於大地。

金生水：金屬熔化後變成液態如水。

水生木：水的滋養可使草木繁盛。

木剋土：木樁可釘入大地建屋。

土剋水：兵來將擋，水來土掩。

水剋火：水可熄火。

火剋金：金遇火即熔。

金剋木：刀斧可砍斷木材。

中醫五臟六腑指的是哪些器官？

中醫對於五臟六腑的定義與西醫不盡相同，西醫是以解剖學的角度，認定臟腑都是一個個明確存在的單一器官。而中醫卻視臟腑為一種生理功能的系統，這個系統可能同時承擔了西醫認定的好幾個器官所概括的功能。

■ 中醫和西醫對五臟看法的差異

肺
西醫＝肺臟
中醫＝呼吸＋氣的循環
使氣往體外散發或向內積聚，
與大腸、皮膚、呼吸相關。

心
西醫＝心臟
中醫＝血液循環＋意識
與血液、脈搏、舌頭相關。

西醫＝脾臟
中醫＝消化吸收
吸收營養、運送養分，
與口唇、四肢高度相關。

肝
西醫＝肝臟
中醫＝造血作用＋思考
與眼睛、指甲相關。

腎
西醫＝腎臟
中醫＝生殖發育＋水分調節
是免疫力、生命力的根源，
與胃、耳、膀胱相關。

五臟：心、肝、脾、肺、腎
六腑：膽、胃、大腸、小腸、膀胱和三焦

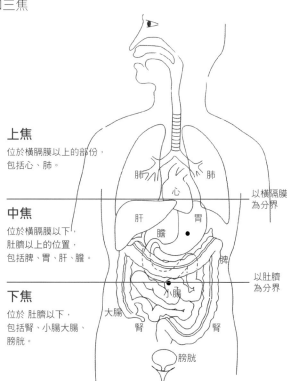

■ 三焦圖

上焦
位於橫膈膜以上的部份，
包括心、肺。

中焦
位於橫膈膜以下，
肚臍以上的位置，
包括脾、胃、肝、膽。

下焦
位於 肚臍以下，
包括腎、小腸大腸、
膀胱。

肺　心　肺

以橫隔膜為分界

肝　膽　胃

脾

以肚臍為分界

大腸　小腸

腎　腎

膀胱

當食物吃進身體以後，六腑扮演了消化、吸收與傳送的角色，其中需要的營養成分，就交由五臟轉換為精氣，並儲存在五臟裡，不需要的則在肺、腎的協助下，透過六腑淘汰排泄出去。換言之，五臟六腑是一個協同合作的夥伴，五臟是大廚師父，負責烹調大菜，六腑則是小廚徒弟，負責洗洗切切等前置作業，以及洗鍋、倒垃圾等善後工作，而這二者是一個完整團隊，相互依賴缺一不可。

臟與腑互表裡

特別要提的是，在臟腑的大團隊裡，尚有小組分工，每組都各有一個臟與腑，兩兩相對，相互關聯，而被稱為「互為表裡」。例如：心與小腸、肝與膽、肺與大腸、脾與胃、腎與膀胱，其中臟為在最深位置，因而稱為「裡」，腑因位於相對較表淺位置，因而稱為「表」。

中醫發現，互為表裡的臟腑之間都有經絡的聯結，導致他們有相互影響的關係。若用比較容易理解的方式比喻，肝膽、脾胃是血親，而心與小腸、肺與大腸是姻親，姻親表面上看不出關係，實際上都是一家親。而且在實際病症上也發現，有便秘的人，可能是肺氣的肅降發生了問題，只要提壺揭蓋，解決肺的問題，排便問題也會迎刃而解。類似的狀況也發生在小腸有熱的人身上，病人可能在尿赤熱痛時，也同時出現了口舌生瘡的徵兆，這就是小腸的熱上移於心了。

在五臟六腑裡，唯一被落單的是三焦，三焦位於我們的胸腔與腹腔位置，若以橫膈膜與肚臍將胸腹腔區隔成為三個區塊，分別稱為上焦、中焦與下焦。上焦包含了心、肺；中焦則有肝、膽、脾、胃；而下焦則有腎、膀胱、小腸與大腸。

五臟與五行有什麼關係呢？

將五臟的特性與五行的特質相對比之後，即可發現：

心主血脈：負責推動全身的血液循環，與火氣的欣欣向榮接近，而歸屬於火。

肺主呼吸：調節全身氣機、血液運行與津液代謝，與金氣的寧靜收斂特質類似，歸於金。

肝主疏泄：不喜壓抑，與木氣喜好展放的特質很像，而被歸於木。

脾主運化：負責消化水穀與水液，提供人體營養，與土氣的孕育特質相似，而被列為土。

腎藏精主水：負責排泄，及水分代謝，與水氣的潤下潛藏特質吻合，屬於水。

▓ 五臟與五行相關對應表

五臟	心	肺	肝		腎
五行	火	金	木	土	水
五竅	舌	鼻	目	口	耳
五華	面色	皮毛	手爪甲	唇	髮
五體	脈	皮	筋	肉	骨
五志	喜	憂	怒	思	恐
五時	夏	秋	春	長夏（農曆六月）	冬
五色	紅	白	青	黃	黑
五味	苦	辛	酸	甘	鹹

我們從這個表裡，可以發現一件有趣的事情：這些項目就像是五臟散布在身體各處的窗口，五臟若有任何不對勁的時候，都會透過這些窗口發出訊號與徵兆。大家可以練習從這些細微末節觀察五臟的內在變化。例如：雙目乾澀、手指甲易斷裂，恐怕是肝出了問題；或是嘴唇易龜裂、睡眠時愛流口水，就是脾有了狀況。

二 心臟與小腸的保養

　　心臟是君主之官,心臟的陽氣能推動血液,維持人的生命活動,而且對全身有溫養作用,中醫所指的心,除了心臟、血液,還包括自律神經和腦神經,所以工作壓力大的人,容易「心火過旺」。由於心與小腸互為表裡,這兩個臟腑也要一起照料,效果才會相輔相成。

　　中醫說心藏神,心的氣血充盈,神得以涵養,那麼人就頭腦清楚、神思敏捷、睡眠香甜。反之,如果人記憶力下降,睡眠淺而多夢,嚴重者甚至失眠、腦神經衰弱,稍稍活動就氣喘吁吁,那就表明心氣、心血不夠用了,要趕快補充,這些影響白天活動的惱人問題,70% 可透過飲食調理獲得改善。

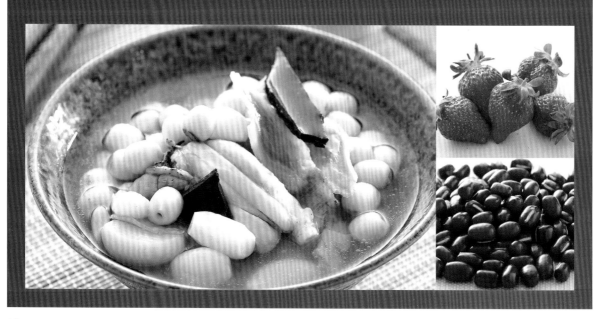

季節保養：夏季是養心季節

心為火，在季節屬夏，夏天是保養心臟效果最好的時候。夏季要睡得少些，不要害怕陽光與流汗，因為烈日高照，也不要常發脾氣，多到戶外去發揮所長、實現大志，為自己的理想開花結果而努力，才吻合夏季的養生原則。

這裡要特別強調的是怕曬太陽這件事。現代的女孩子因為愛美，為了怕黑都不曬太陽，夏天裡一天到晚都躲在冷氣房裡，這不僅容易導致骨質疏鬆症，也易使心陽受損，常久如此會呈現陽虛的模樣。夏季曬太陽是補充陽氣的最好做法，只要戴頂帽子，遮住頭部，讓後背多曬曬太陽，就可提升後背督脈陽氣。有些人曬了太陽就會流鼻涕、打噴嚏，就是在排除體內的寒濕，是有益健康的。

飲食保養：紅色、苦味食物養心

心在五色裡對應的是紅色，多吃紅色食物可養心。例如：紅豆、豬血、番茄、櫻桃等，但也有些例外，不是紅色卻具有溫補心陽的食物，例如：乾薑、桂皮、薤白、大麥、燕麥、茯神、黃芪、紅參等，都有助於心陽心氣的補充。

心在五味裡對應的是苦味，吃苦味的食物對心臟有助益，例如苦瓜、杏、蓮子、羊肉、麥、蒜等。另外，因為木能生火，肝又藏血之故，多吃一些屬火的酸味也會對心有滋養之效。例如：番茄、檸檬、草莓、烏梅、葡萄、山楂、鳳梨、芒果、奇異果，它們的酸味能斂汗、止瀉、祛濕，可預防流汗過多而耗氣傷陰。

要留意的是，在夏季末，應該選擇少苦、多辛、適當酸味的食物。因為夏季心氣本旺，再吃可鼓動心氣的苦味食物，心氣容易渙散，反而不好。此時可吃一些辛味食物，一方面避免火旺傷金，一方面可以為秋季的養肺工作預作準備。除此之外，苦味食物多性寒，所以經期來的女性避免吃太多苦味食物。另外，水可剋火，而腎主水，在體為骨，有骨科疾病的人也要避免吃太多苦味食物，以免造成五行相剋的反侮效應，讓腎為心所傷。

吃黃米益心

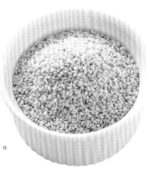

黃米是去了殼的黍子的果實，比小米稍大，顏色淡黃，煮熟後很黏，是 20 世紀 50 年代以前的重要糧食作物之一。有糯質和非糯質之別，糯質黍多作以醇酒，非糯質黍，稱為稷，以食用為主。五穀裡對應為火的是黍。黍就是黃米。

黃米性溫，富含碳水化合物，富含銅，銅是人體健康不可缺少的微量營養素，對於血液、中樞神經和免疫系統，頭髮、皮膚和骨骼組織以及腦子和肝、心等內臟的發育和功能有重要影響。能補益心、心包、小腸與三焦，對於出現頭暈、乏力、易倦、耳鳴、眼花的人來說，吃點黃米飯或是黃米釀的甜酒是很好的。

情緒保養：大喜傷心

在五志裡，心的對應是喜。多數人可能覺得意外，歡喜是好事，應該多則無妨，實際上，中醫講究「中庸之道」，凡事過猶不及。最好的例子就是《儒林外史》裡寫的范進中舉的故事，范進因為考了十幾年科舉，好不容易中舉，大喜傷心，變得瘋瘋癲癲，最後是他平素最害怕的老丈人的一巴掌，才把他打醒。而這就是吻合了「恐勝喜」的五行法則，是「以情勝情」的方法治好了心病。

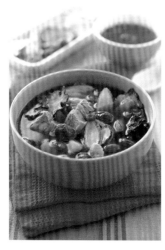
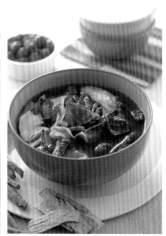
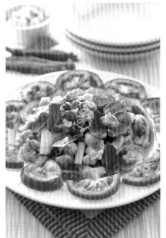

三 肺與大腸的保養

中醫稱肺為「華蓋」，因為它位於五臟六腑裡的至高點，就像一把大傘，籠罩住所有的臟腑。肺主管了全身的氣，調節全身氣機升降，把新鮮空氣吸進來，再將濁氣排出去，對維持機體的運作至關重要。肺與大腸互為表裡，肺氣不足的人，常會便秘；而常便秘的人也易使肺所管轄的皮膚狀況連連，所以護養肺也要同時照顧大腸，以取其加成的效果。

秋天燥邪影響肺臟，耗損人體津液（身體水分的總稱），便會出現唇乾、鼻乾、咽乾及大便燥結、皮膚乾裂等症狀；你可能有這樣的經驗：想要消除這些症狀，拼命喝水卻得不到明顯改善，當然「治其根、養其本」才是解決之道，所以秋季養肺真的有其必要。

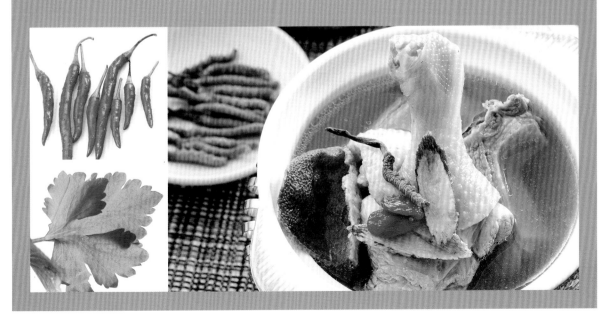

季節保養：秋季是養肺季節

肺在五時的對應是秋季，也就是秋季是最適合補養肺的季節。

肺主呼吸，又開竅於鼻，連皮毛都歸肺所管轄，肺幾乎就是唯一直接與大氣接觸的臟腑，因此，肺對外在氣候的變化非常敏感，而使得肺多了一個「嬌臟」之稱。在換季時，很容易就傷了肺，讓人出現口乾舌燥、皮膚搔癢、噴嚏連連等現象，所以，秋季的保養哲學，就是以滋陰來解決秋燥的問題。這個時節，多吃點酸酸的水果，或是煮梨湯、烏梅湯喝，都很不錯。這些湯液會比水更容易轉化為人體所需要的津液，比單純的喝水更能解決體內乾燥的問題。

飲食保養：白色、辛味食物養肺

在五色裡，肺對應的是白色。銀耳、秋梨、百合、蓮藕、甘蔗、白蘿蔔等，都是標準的白色養肺食物。但也有些食物，不是白的，也能潤肺養陰，例如：柿子、老鴨湯、麥冬、玉竹、阿膠、天花粉、冬蟲夏草等。

其中銀耳被稱為「窮人的燕窩」，更是養肺的箇中極品。在秋燥季節，以銀耳作銀耳雪梨湯、銀耳配米煮粥，都很合適。雪梨具有生津、清熱、化痰的功效，吃點煮梨粥，對秋燥的乾咳也有助益。要提醒的是，風寒感冒的人不適合吃梨，梨太寒涼，尤忌生食。

在五味裡，肺對應的是辛，當皮毛裡有邪氣的時候，辛能將之發散出去，而幫了肺的大忙。四川人之所以喜食辣味，就是因為四川盆地濕氣太重，辛能協助排濕，有益健康。但對於不住在那樣環境裡的人，還經常吃辣，是在耗散肺氣，容易化燥傷肺。所謂一方水土養一方人，不住在四川，卻經常吃麻辣鍋，吃到身體不舒服，就是自找的水土不服。

辛味的食物包含了絕大對數的調味料，蔥、蒜、辣椒、胡椒、芥末、薑、洋蔥、韭菜、香菜等。另外要提醒的是，有氣病者，如出汗過度之人已經氣弱，辛味會耗氣，就不宜再多吃辛味食物。而肝血不足的人，因為金剋木的關係，也不要再多吃辛味食物了，以免火上添油。

吃稻養肺

五穀裡的稻，就是大米。稻性涼，味酸，入肺經。它盛產在溫暖的南方，也適合南方人吃，對北方人而言，食稻就偏涼了，所以北方人愛吃的是小麥與小米。也因為稻入肺經，明顯的南方人的皮膚都比北方人要好，江南姑娘水嫩嫩，是其來有自。脾胃寒涼的人吃米飯，不妨學學外國人將一些熱性的香料入內，一起燉煮，以改變涼性，咖哩飯就是最好的例子。

情緒保養：避免過憂傷肺

在五志裡，肺對應的是憂。最好的例子就是林黛玉，她的肺癆恐怕與長年的憂愁有關。而要解決憂的問題，得以火剋金，即以笑剋憂是最好的辦法。

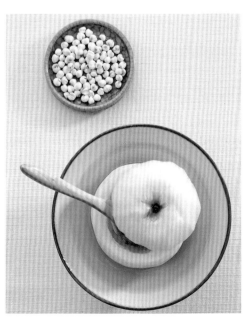
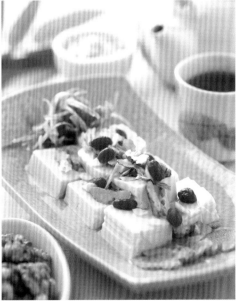

四 ▶ 肝與膽的保養

　　肝對人體有著非常重要的作用，它能夠轉化體內外的眾多非營養性物質，比如各種藥物、毒物和來自體內部分代謝產物。生活習慣、心理健康、飲食習慣或藥物都會對肝的疏泄功能產生影響。肝與膽又互為表裡，養肝對養膽有益，反之亦然，所以此兩者可以一起協同進行保養，以讓肝得以正常運作。

　　夏季氣溫升高，身體本就容易缺水，體內毒素不能及時排除，長時間下去會增加肝臟排毒的負擔。熬夜肝火旺盛，熱毒增加，同樣也會損害肝的健康。如果肝功能不好，氣機不調、血行不暢，臉龐容易出現黃褐肝斑。肝血不足，臉部 皮膚缺少血液滋養，氣色便暗淡無光澤，兩目乾澀，視物不清。

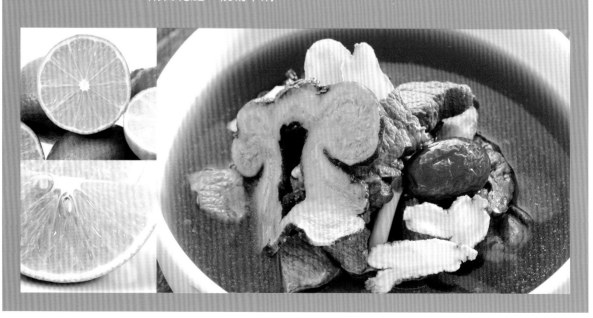

季節保養：春季是養肝季

肝屬木，被視為春季要特別照顧的臟腑。《黃帝內經》強調：「夜臥早起，廣步於庭。被髮緩形，以使志生，生而勿殺，予而勿奪，賞而勿罰，此春氣之應，養生之道也。逆之則傷肝。」即指春季保養，一定要順應木氣而為。而木氣是舒展的，放鬆的，所以在春季要睡少一點，早點起床，讓潛藏的陽氣向外展放，衣服、頭髮也不可以包裹太緊，以符合展放原則。連做人做事也是如此，對事是好好發揮，對人則多賞少罰，只要依循了這個原則，就不會傷肝。

飲食保養：綠色、酸味食物養肝

肝對應的色彩是青，也就是所有的綠色食物都能幫助養肝。例如：菠菜、花耶菜、地瓜葉等。另外，由於肝藏血的原故，凡與血有關之症也應當要想到心，所以助心的紅色食物對肝也會有助益。

肝對應的五味是酸，也就是酸味是入肝的，許多治肝藥就會挑選帶有酸味的藥材，以便達到歸經的效果。平日吃點酸的食物，例如：檸檬、柳丁、葡萄等，平日喝喝果醋飲品，對肝都有好處。

但是老祖宗也強調，酸味雖然對肝好，卻不宜一年四季都大量食用，特別在春季是不適合吃太多酸的食物。因為肝氣逢春勃發，再吃酸性食物予以刺激，會造成肝氣過盛，而不利健康。在春季時，是要「少食酸，多食甘，以養脾氣」，以避免木剋土，造成春季期間的脾胃過於虛衰。

肝負有氣機疏通的功能，而與情緒關係密切。當肝氣鬱卒時，很容易就表現出唉聲嘆氣的模樣，這個時候多吃點溫性的、陽性的，偏一點辛辣的食物，有利於肝膽的疏泄。例如：香菜、香椿、韭菜、大蒜、蒜苗、胡椒、花生、蝦仁、青椒、辣椒，或是吃點酸辣湯、喝點小酒，也是可以的。

但對於肝陽偏旺，容易著急、發脾氣的人，就得吃些具有收斂性質的酸性食物或水果，或食用陰性的、涼性的食物來平平肝火了。例如：烏梅、山楂、檸檬、番茄、橘子、柳丁、柚子、木瓜、琵琶、甘藍、石榴、芹菜、萵筍、油菜等。

在五色上，肝為綠色，所以綠豆也都被視為具有解毒效果，對於熱腫、熱痢、熱渴、毒痘、斑疹均有療效。但記得綠豆不要吃冰的，以免傷脾胃。另外，吃完藥後，也不要立即吃綠豆湯，綠豆具有解毒效果，會影響藥效，最好在吃藥後一小時以後，再吃綠豆湯。

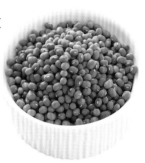

小麥養肝

在五穀裡，木對應的是小麥，而小麥不僅對脾胃好，也利於肝膽氣的抒發。治療臟躁症的知名藥方「甘麥大棗湯」，就是利用小麥來疏導肝膽、調節心氣的。常吃小麥，特別是帶殼的全麥，有利於肝膽。

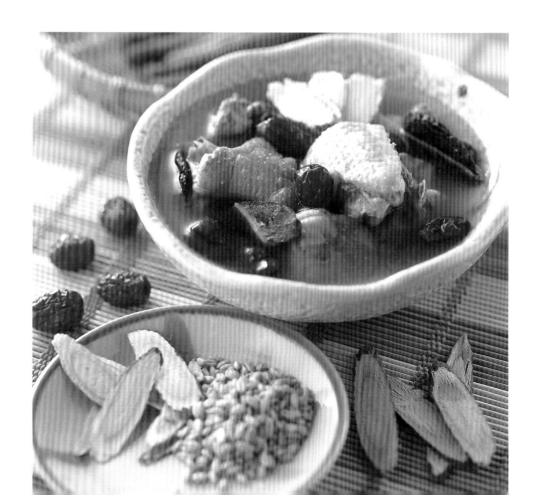

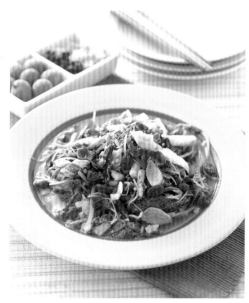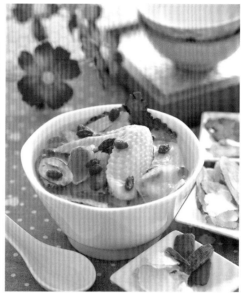

情緒保養：怒傷肝

「怒傷肝」這句話朗朗上口，而怒涵蓋的範圍，不只是發脾氣而已，更多的是包含了受氣的意思。所以為了保護自己的肝臟，要盡可能學習凡事轉念，退一步海闊天空。也因為肝經循行的位置經過生殖器官，肝經與生殖系統的毛病也息息相關，女性如果經常有情緒問題，就要同時小心乳房、子宮、卵巢也可能出現問題，而男性也可能有性功能障礙，不得不慎。

因為肝的體液是淚，也就是哭是發洩肝鬱的最簡單方法，當心情苦悶，想哭的時候就盡管哭哭，發洩完也就沒事了。男兒有淚不輕彈其實是不利健康，傷肝的。

生氣時，千萬不要進食。肝經與胃均通過女性乳房的位置，而肝主怒，脾胃主思，當怒髮衝冠時，肝氣上逆時，會與胃氣相搏，滯留在乳房位置，而形成痰淤瘀血腫脹，時間久了就慢慢形成腫瘤。如果生氣時又正好碰上吃飯時間，憋了一口怨氣還要往下吞，乳房就成了替罪羔羊，乳腺增生或是乳癌往往就是如此而來。同時，也要提醒家長，不要老在吃飯的時候數落孩子，造成一家人的消化不良，若是讓孩子將食物與不良情緒產生連結，還可能會誘發厭食症。

五 脾與胃的保養

中醫歷來就有「脾為後天之本」的說法。脾胃既是人體五臟六腑氣機升降的樞紐，也是人體氣血生化之源和賴以生存的「水穀之海」，將糧食變為身體所需營養，脾虛時氣血弱，吃一點就脹，大便不成形，臉部四肢覺得鬆馳，頭昏眼花，還會有點耳鳴。脾濕時脾功能下降，人容易發胖、因身體沈重、悶脹不想動、會老想睡覺，睡覺時還會流口水，當有這些身體症狀時千萬要注意，可能是脾臟有問題囉！

脾胃功能好壞與人的情志也有密切關係，過思則傷脾。三國時期的諸葛亮之所以只活 54 歲就死了，就是因為他過於操勞、思慮過度造成不思飲食、脾胃衰弱，最終導致氣血生成不足，撒手人寰。歷代醫家都非常重視脾胃養護，有些中醫師不論病人得的是哪一種疾患，全都從調養脾胃開始下手。

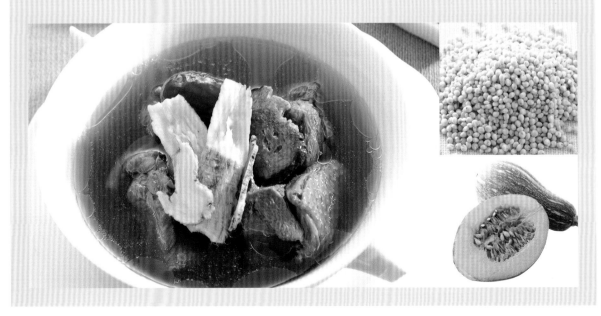

季節保養：長夏季節適合養脾胃

脾胃在五時的對應是長夏季節。長夏就是夏季的最後 18 天。這段時間正是氣候從春夏季轉為秋冬季之際，也就是氣候從陽轉陰的一個過程。此時的氣候暑熱未退，濕氣隆重，天氣非常悶熱，很容易罹患腸胃疾病，發生拉肚子、嘔吐等等的毛病。長夏的養生原則是飲食清淡，少吃生冷食物，以護養脾胃。

飲食保養：避免食積

脾胃是人體的消化系統，要避免脾胃出狀況的第一步就是避免「食積」。所謂的食積，就是吃了東西不消化，堵在腸胃裡不舒服的狀況。食積會引來各種消化不良的後遺症，例如食慾不振，或是完穀不化，吃什麼拉什麼，營養無法吸收，甚至進一步影響五臟六腑精氣的儲存量，影響可謂至關重大，因此，要顧好脾胃，首先要注意的是避免過食。

當吃食太飽，超出脾胃負荷時，脾胃罷工，問題就層出不窮。特別是老人與小孩，因為脾胃功能尚未發育完全，或是脾胃功能已經退化，過食更容易造成病端。古諺：「要想小兒安，三分饑與寒。」饑的部分，就是強調不要過度餵食的道理。養成每餐 7 ～ 8 分飽的飲食習慣，是長壽的先決件。

不是人人適合多喝水

因為脾不只是運化食物，也運化水液，當脾的功能不良時，水液無法轉換成津液，也會造成體內水濕停滯的問題。所謂脾在竅為口、在液為涎（竅指在身體外表的孔竅，而液指的是體液），如果有晨起口膩、嘴裡總是黏黏的，甚至睡覺口水弄濕枕頭，趴睡午覺可以讓桌面濕一大片的人，通常是脾濕的問題。

嚴重的人甚至會頭重身困，頭上像裹了層濕布般沒精神，而且臉好像常不乾淨般，總是灰灰濛濛的。這種人不但要好好治療脾的問題，也要避免喝太多水，因為身體裡已經水滿為患，再拼命灌水，只是加重災情。

一般人以為多喝水是好事，甚至規定自己一天要喝滿 2000 ～ 3000cc 水分，也不管自己的體質是否適合，是非常危險的舉措。實際上，喝水多寡得視人而定，絕非每個人都適合喝太多水。

避免肥甘厚味的飲食習慣

脾在華為唇（華為外在表現之意），經常長口瘡的人，或是嘴唇容易乾燥龜裂的人，那也是脾有狀況。這種人多半脾胃火氣大，一定要節省溫甜性質的食物，例如：巧克力或是各種甜食。

基本上凡脾胃功能不佳者，都要忌諱肥甘厚味，像油膩的、多肉的，以及各種甜食，這種食物不好消化，一定要有鐵打的脾胃，如果脾應付不了，無法將之轉換成能量，且體內精氣有限，又無力將之排泄出去，就變成一種半成品堆積在體內，而形成了痰濕。這些痰濕在外在顯示為肥肉，讓人顯得臃腫，在內又容易形成痰阻，妨害氣血循環，為疾病埋下伏筆，嚴重的還會逐漸凝結發展成腫瘤，為害極大。所以少吃肉、少吃甜食、飲食清淡是保護脾胃絕對不可輕忽的關鍵。

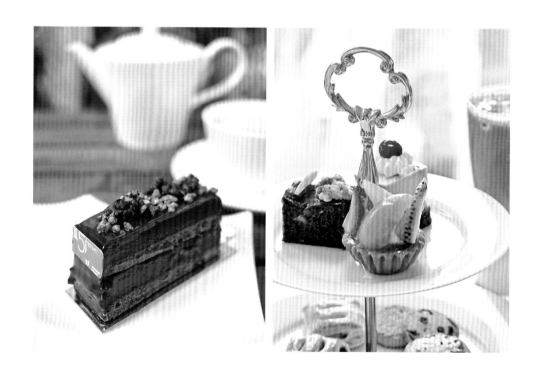

吃粥養脾胃

對於粥，有個迷思。台灣的醫師常告訴病人不要吃稀飯，以免傷胃，但中醫書裡卻強調，粥能養胃。究竟對於脾胃不好之人，是該食粥或不要吃粥呢？其實，這是對粥的定義不同所造成的迷思。

養胃的粥必須久煮，且水米合一。粥裡對胃最好的就是「米油」，也就是久煮後漂浮在粥面的那層凝結物質，那是米的精華，最能補養人。將此米油撈起來給大病初癒的人或是成長中的孩子，或是脾胃疲弱的人食用，非常有助益。

要特別提醒的是，煮粥想煮出米油，一定要用砂鍋，不銹鋼鍋或是電鍋都不 容易煮出米油。煮出來米油也不要輕易與下層的粥攪混了，否則米油又會被重新吸收回去。

對脾胃好的粥最著名的就屬山藥粥、紅豆薏仁粥、前者可以補脾，後者可以除濕，是養脾健胃不可不嘗試的粥品喔！

黃色、甘味食物對脾胃好

在五色裡，對應脾的是黃色，所以小米是黃色，對脾為最為補養。而黃色食物，例如：木瓜、橘子、香蕉、南瓜、黃豆等，對脾胃都很好。要提醒的是，養脾的食物卻不一定是好消化的食物，例如，黃豆性寒，就不好消化，即使做成豆漿也不宜長期每天食用，或一次食用過多，以免脾虛之人難以承受。

在五味裡，脾對應的是甘味，即凡甘味者對脾胃皆好。例如：小米、大米、黃豆、薏仁、山楂、蘋果、紅棗、櫻桃、白扁豆、紅蘿、鱸魚等。但所有的甘味食物也不能食用過量，一口氣吃太多甜食，把脾胃之氣壅滯住了，反而會造成消化不良，形成反效果。

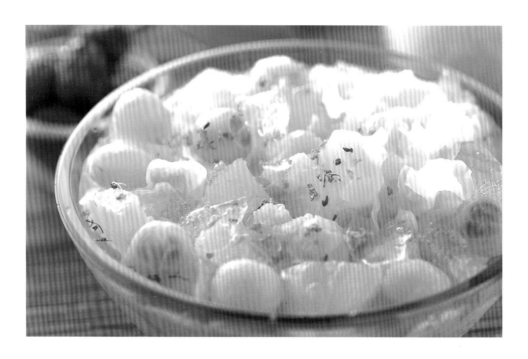

　　此外，在長夏季節，也就是農曆六月，正是土氣旺盛之際，也要避免食用太多甘味，這個時節該多吃點鹹味食物以養腎氣，以避免土氣太過而剋了腎水，讓原本腎弱的人病勢轉壞。

冰冷食物傷脾胃

　　在飲食上，多數人都明白的，就是中醫極反對吃生冷食物，特別是吃冰。因為人體體溫是 37℃，亦即所有食物進入體內，都會被加溫至人體溫度，而吃冰就等同是耗損人體能量去進行加溫工作。而且耗損能量也罷，最擔心的是脾胃一寒，運化能力失常，不是消化不良、就是完穀不化，吃了也白吃，就是吸收不了，也排泄不出去，變成到處堆積痰濕，發展出三高疾病。

情緒保養：思傷脾

　　在五志裡，脾對應的是思，而「思傷脾」，係指思慮過度就會傷了脾。思包含了想念與思考的過程，所以一邊開會一邊吃飯，會消化不良，因為這等於是與脾胃爭奪氣血，當氣血都供應至思去了，消化怎麼會好呢？讓氣血長期處於分配不平衡的狀態下，時間久了，不生病才怪。

六 ▶ 腎與膀胱的保養

　　腎為先天之本，有藏精主水、主骨生髓之功能，人體隨著腎氣的逐漸旺盛而生長發育，直到成熟。所以腎氣充盈，則精力充沛、筋骨強健、步履輕快、神思敏捷。而腎與膀胱互為表裡，養護腎，得二者一起入手才夠全面。

　　腎主二陰（尿道及生殖器官），腎氣虛最大的特點，就是腰酸腿軟，小便多，尤其是夜裡小便多，即是腎氣弱的表徵。還有，不要用腦過度，腎生髓，腦髓靠腎來生長；用腦過度便會傷腎氣。比如很多頭暈並不是腦的問題，歸根結底是腎虛。耳是腎的外在窗口，聽力與腎的精氣強弱若息息相關，老年人的聽力退化，即是腎氣較為衰弱的表徵。

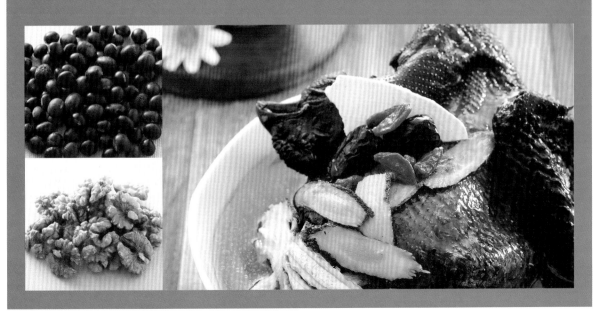

季節保養：冬季是養腎季節

在五時的對應點裡，腎是冬季，也就是腎氣在冬季會特別旺盛，冬季是養腎的最佳時刻。《黃帝內經》對於冬季的保養描述如下：「早臥晚起，必待日光，使志若伏若匿，若有私意，若已有得，去寒就溫，無泄皮膚，使氣亟奪，此冬氣之應，養藏之道也。逆之則傷腎。」其意指冬天是封藏的季節，冬天可以比其他季節都睡得多一點，在心態上，也要保守一點，不必什麼都讓別人知道，在生活上要懂得保暖，而且避免流大汗，免得陽氣外洩，否則就會傷腎。換言之，冬季的「封藏」是從裡至外的，當人的思想與行為都與大自然的冬氣步調一致時，就能達到養生的效果。

飲食保養：黑色、鹹味食物養腎

腎在五色裡的對應是黑色，而在中醫的觀點裡，凡紫色也屬於黑色的範疇，所以許多黑紫色的食物對腎都有助益。例如：黑豆、葡萄、海參、紫米、黑芝麻、紫菜、黑棗、烏骨雞等。當然也有些是例外的，例如茄子是紫色的，卻入脾胃經、大腸經，而香菇是黑色，是入肝胃經的。

此外，也一些非黑色的食物，特別是一些堅果，如核桃、胡桃、榛子、松子、開心果，卻對腎非常好。特別是腰果，因其形似腎，在以形補形的概念下，也是補腎佳品。有落髮、髮白、記憶力衰退、牙齒鬆動、聽力差、夜尿頻繁煩惱的人，都該多多食用胡桃與核桃。

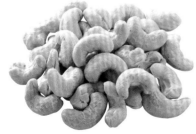

部分種子類的植物也有補腎效果，如枸杞子、五味子、菟絲子、覆盆子、車前子。這五子湊起來是「五子衍宗丸」，可以治療頻尿、遺精、早洩、白帶多或是不孕，以種子治療生殖泌尿類的疾病，也算吻合常理了。

在五味裡，腎對應的是鹹味，表示鹹的食物也可以養腎。例如：豬肉、黃豆、栗子等帶有點微鹹的食物，對腎都很好。我們在烘烤核桃時，

若能先行泡過薄鹽水，讓核桃帶點鹹味，效果會更好。但同樣的，凡事有物極必反的後果，如果鹹味吃得過多，又可能傷到腎，特別是中國菜都是重鹹的，腎不好的人尤其不能再吃重鹹的醃漬菜，不得不慎。而在冬季裡，因水旺會剋火，這個時候也要少吃點鹹味，多食些苦味，例如喝點茶，就可以避免心氣太衰。

黑豆可以養腎

在五穀裡，對應腎的是菽，菽也就是所謂的豆類，特別指的是黑豆，對腎特別好。《本草綱目》記載，久食黑豆，好顏色，變白不老。可見得黑豆還有美容效果。而腎氣不足的人，容易有黑眼圈，或是髮白的現象，把黑豆蒸熟晾乾，搭配淡鹽水長期送服，會有所改善。

節制甜水與甜食

由於腎是管轄兩便的，膀胱與腎互為表裡，所以腎不好的人若頻頻喝水，喝的又是甜水，在土剋水的邏輯下，就是在傷腎了。最好的例子就是，腎不好的人喝甜滋滋的下午茶，別人都沒事，自己卻拼命跑廁所，表示這壺甜水已經增加腎的工作量了，若常久如此，甚至可能產生漏尿的情形。同樣的，不只是甜水，所有的甜食也都對腎不好，對於太甜的糕點，都要有所節制。

情緒保養：恐傷腎

在五志裡，對應於腎的是恐。所以當人受到驚嚇時，會出現屁滾尿流、小便失禁的現象。人臨終時的另一個徵兆，也是大小便失禁，前文提過，當腎精用罄時，命也當絕，此時腎陽已脫，元氣用盡，自然二便也跟著脫序了。而面對因為驚恐而造成的腎氣損傷，古代醫家常常利用土剋水的關係來進行治療。土是脾，對應的是思。也就是當驚恐過度時，要用理性的態度審慎思考情勢，才能減少盲目的害怕。這時候，被驚嚇的人需要一個參謀或軍師在旁邊幫忙代為分析，喚起他思的能力，就能減少害怕對腎的傷害了。

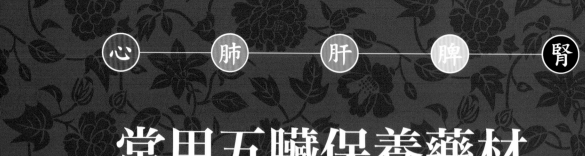

常用五臟保養藥材，你挑對了嗎？

常用 護心 藥材

人參、黃耆、丹參、當歸、夜交藤、紅景天、茯神、酸棗仁……等。

人參

味甘、微苦，性平。
歸肺、脾、心經。

大補元氣、補脾益肺、生津止渴、安神益智。
可用於因大汗、大瀉、大失血或大病、久病所致
的元氣虛、神疲、脈微欲絕的重症者。

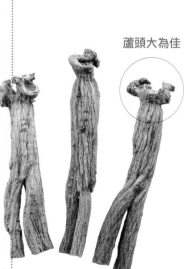

斷面具菊花輪

蘆頭大為佳

最佳產地／月份
主產於南韓、北韓、吉林、遼寧、黑龍江等。以吉林撫
松縣產量最大，品質最好，稱吉林參。產季約在中秋節
的前後。

挑選要點
因為炮製的方式不同，人參又分有紅參（高麗參）、東
洋參（大力參）、白參。
外型：整枝者，挑枝大面寬、蘆頭大、皮細、色嫩黃、
　　　　紋細密、飽滿、漿水足、無破傷、乾度夠。
斷面：具菊花輪者佳。
顏色：紅參應選暗沉的紅咖啡色，東洋參是黃色，白參
　　　　是微黃之白色。
氣味：具天然的人參香氣。

黃耆

味甘,性微溫。
歸脾、肺經。

可健脾、補脾肺之氣,而對脫肛、內臟下垂、久咳、水腫、氣虛自汗、氣血虧虛而導致的瘡瘍難好之症都有助益。

最佳產地 / 月份
主產於內蒙古、山西、黑龍江、甘肅等地。尤以山西的野生黃耆最好。春秋二季採挖。

挑選要點
外型:根條粗長,皺紋少、乾燥足。
斷面:無空心及黑心者,斷面大片、色黃、粉性多、堅實綿韌。
氣味:有一股自然的黃耆香氣,並無刺鼻的硫磺酸味。

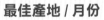

丹參

味苦,性微寒。
歸心、心包、肝經。

活血調經、祛瘀止痛、涼血消癰,是婦科調經、各種瘀血症的良藥,對熱病導致的煩躁神昏與心悸失眠也有效。

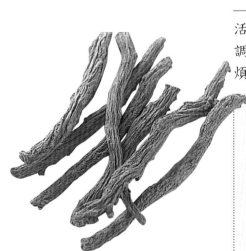

最佳產地 / 月份
主產於四川、安徽、江蘇、河南、山東等地。以四川所出產的品種最優良。在春、秋兩季採挖。

挑選要點
外型:呈長圓柱形,順直,表面紅棕色沒有脫落,有縱皺紋,質堅實,外皮緊貼不易剝落折斷者,同時無蘆莖,碎節、蟲蛀、黴變與雜質。
斷面:呈灰黃色或黃棕色,菊花紋理明顯。
氣味:氣微,味甜微苦澀。

當歸

味甘、辛，性溫。
歸肝、心、脾經。

補血調經、活血止痛、潤腸通便。

最佳產地 / 月份
主產於甘肅省東南部的岷縣、陝西、四川、雲南、
湖北、貴州等省也有栽培。以甘肅、雲南品質最佳。
於秋末採挖。

挑選要點
外型：以主根粗大、身長、支根少、表皮沒有麻口與
　　　爛腐。
斷面：密度緊實飽滿、有油潤、無空心、斷面呈黃白
　　　為佳。
氣味：濃郁的當歸香氣。

夜交藤

味甘微苦，性平。
入心、脾、腎、肝經。

養心安神、祛風通絡，對陰虛血少、虛煩不眠、
風濕痹痛、皮膚癢疹等症有助益。

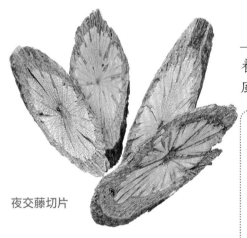
夜交藤切片

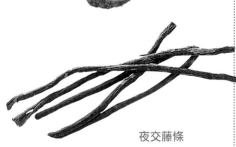
夜交藤條

最佳產地 / 月份
是何首烏的藤莖或帶葉藤莖。主產於廣西、湖北、
湖南、江蘇、浙江等地。帶葉的藤莖於夏、秋採取，
市售品多用藤莖，於秋季葉落後割取。

挑選要點
外型：粗壯均勻，外表紫褐色。
斷面：淺褐色。
氣味：無氣味，味微苦澀者佳。
小叮嚀：一般用量約 3 至 5 錢。現代藥理研究發現：
　　　　夜交藤中含有大黃素、大黃甲醚等成份，有
　　　　鎮靜、催眠的作用對於失眠並伴有心悸、心
　　　　煩、頭暈、耳鳴、健忘、腰痠等症狀有改善
　　　　的功效。

紅景天

味甘，性寒。
歸脾、肺經。

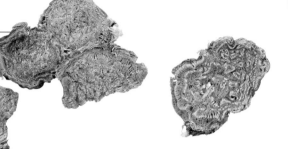

健脾益氣、清肺止咳、活血化瘀。
可作為補血藥、滋肺止咳藥、
跌打損傷的化瘀藥。

最佳產地 / 月份
主產於西藏、四川、吉林、雲南西
北等地。西藏高原的大紅花景天堪
稱最頂級品種，而被稱為「西藏人
參」、「西藏神草」。於秋季採挖。

挑選要點
外型：根粗壯，根莖短，圓錐形，
根頸部具多數鬚根，被多數
覆瓦狀排列的鱗片狀的葉。
斷面：質鬆、肉質褐紅色。
口味：紅景天獨特氣味，味苦回甘。

茯神

味甘淡，性平。
入脾經。

利水消腫、滲濕、健脾、寧心。
可解決水腫與失眠等問題。

最佳產地 / 月份
生產於雲南、安徽、湖北、河南、
四川等地。多在 7 至 9 月採挖。

挑選要點
為茯苓菌核中間帶有松根的部分。
外型：多已切成方形的薄片，質堅，
以肉厚實、松根細小者為佳。
斷面：具粉質，切斷的松根呈棕黃
色，橫斷面可見紋理。
氣味：氣微，味淡。

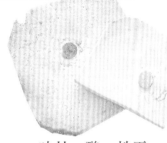

酸棗仁

味甘、酸，性平。
歸心、肝、膽經。

養心益肝、安神、斂汗。
適用於心悸失眠、白日動輒流汗或夜眠盜汗者。

最佳產地 / 月份
主產於河北、陝西、遼寧、河南、山西、山東、
甘肅等地。以河北邢臺最為道地。

挑選要點
外型：以粒大、飽滿、有光澤者。
顏色：外皮紅棕色、種仁色黃白者為佳。
氣味：微味淡。

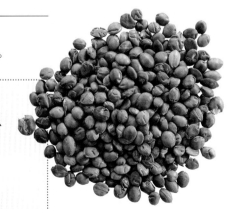

常用 潤 肺 藥材

麥門冬、百合、北沙參、西洋參、玉竹、阿膠、菊花、金銀花、魚腥草、
貝母、羅漢果、杏仁……等。

麥門冬

味甘、微苦，性微寒。
歸胃、肺、心經。

養陰生津、潤肺清心。對胃、肺、心等處
陰陽不平衡造成的口乾舌燥、胃脘疼痛，
饑不欲食，或鼻燥咽乾、乾咳痰少、咳血、
咽痛音啞，或是心煩、失眠多夢、健忘等
症有助益。

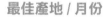

最佳產地 / 月份
產於四川、浙江、江蘇等地。清明過後，夏季
採挖。

挑選要點
外型：顆粒飽滿、質柔韌、半透明者。
顏色：表面黃白色或淡黃色。
氣味：氣微香，味甘、微苦。

百合

味甘，性微寒。
歸肺、心、胃經。

養陰潤肺、止咳祛痰，清心安神，解決失
眠、心悸等問題。

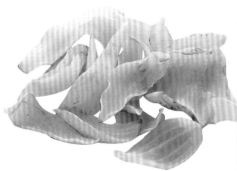

最佳產地 / 月份
以湖南、浙江、甘肅、新疆產者為多。秋季採挖。

挑選要點
外型：質硬而脆，折斷後的斷面有角質比較光
滑。
若是藥用百合，鱗片小的比大的好。
顏色：白色，或者是稍帶淡黃色或淡棕黃。
氣味：本身味淡。。

北沙參

甘、微苦,微寒。
歸肺、胃經。

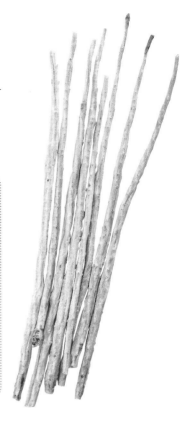

養陰清肺,而解決乾咳少痰、咳血或咽乾音啞等
症,也能益胃生津,解決口乾多飲、饑不欲食、
大便乾結及胃痛、胃脹等症。

最佳產地 / 月份
北沙參產於山東、江蘇、福建、內蒙古等地,以山東
萊陽者品質最佳。 夏秋兩季採挖。春秋二季採挖。

挑選要點
外型:挑選粗細均勻、長短一致、色黃白、質堅脆易
折者。
斷面:北沙參斷面是外皮是淺色黃白,具深褐色的層
環,裡面的芯是黃色,呈放射狀者佳。
氣味:氣微香,味微甜。

西洋參

味甘、微苦,性涼。
歸肺、心、腎、脾經。

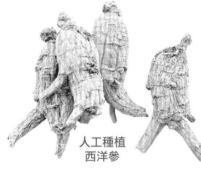

人工種植
西洋參

補氣養陰、清熱生津。
適用熱病或大汗、大瀉、大失血,耗傷元
氣及津液等症。

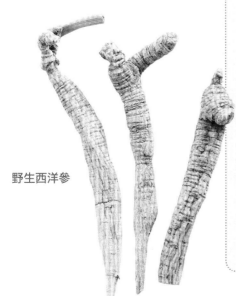

野生西洋參

最佳產地 / 月份
主產於美國、加拿大。北京、吉林、遼寧等地
亦有栽培。
秋季採挖生長 3 ～ 6 年的根。

挑選要點
外型:人參,如高麗參是經過炮製的,質地較
堅實厚重,投入水中,能很快下沈;西
洋參多是生曬的,質地較鬆,投入水中
多飄浮於水面,緩慢下沈。
斷面:西洋參質地細,斷面呈黃白色。
氣味:從氣味來講,西洋參味微苦,咀嚼後略
有甜味,而人參的口感以甜味為主。

玉竹

味甘，性微寒。
歸肺、胃經。

養陰潤燥、生津止渴。
對乾咳少痰、咳血、聲音嘶啞等症有益。

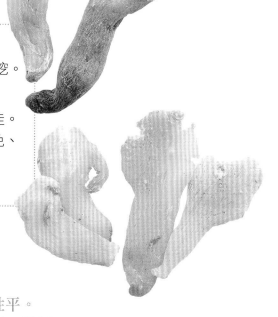

最佳產地 / 月份
主產於湖南、河北、河南、江蘇等地。秋季採挖。

挑選要點
外型：以條形或山東鴨頭形、肉肥、乾燥者佳。
斷面：斷面帶顆粒性，優質者色深，選金黃色、
　　　　光澤柔潤者。
氣味：氣微弱，味略甜，有粘性。

阿膠

味甘，性平。
歸肺、肝、腎經。

補血、滋陰、潤肺，止血。
對血虛症、出血症，或是燥咳痰少，咽喉乾燥，痰中帶
血之病有助益。

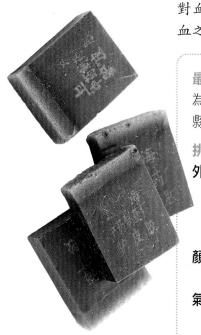

最佳產地 / 月份
為驢皮，經漂泡去毛後熬制而成的膠塊。古以產於山東省東阿
縣而得名，以山東、浙江、江蘇等地產量較多。

挑選要點
外型：真品阿膠質地脆硬，大小厚薄均勻，天氣炎熱亦不會軟
　　　　化。掰時不會彎曲，容易斷裂，斷面無孔隙，且形狀平
　　　　整，表面光滑有光澤。假品質地不脆，易彎曲，不易折
　　　　斷，表面不光滑、無光澤、有凹洞，斷面黏膩有小孔。
顏色：真品阿膠是棕褐色或棕黑色，對光看時其邊緣是半透明
　　　　的，假阿膠則色烏黑。將之溶於水中，水液澄明不渾濁。
氣味：真品阿膠有輕微豆油香味，口感微甜；假阿膠則有濃重
　　　　腥臭味。

菊花
味辛、甘、苦，性微寒。
歸肺、肝經。

治療風熱感冒的發熱、頭痛、咳嗽等症，平抑肝火上陽導致的頭痛眩暈、目赤腫痛，也能清熱解毒，治瘡癤腫毒。

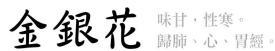

最佳產地 / 月份
主產於浙江、安徽、河南、四川、河北、山東等。
9 至 11 月花盛開時分批採收。菊花分有黃菊花和白菊花。藥材按產地和加工方法的不同，分為亳菊、滁菊、貢菊、杭菊等。台灣也有有機杭菊的生產。

挑選要點
外型：有花萼偏綠色、花瓣完整不散瓣的，意謂是新鮮菊花，同時留意包裝裡最好不要有枝葉、雜質、蟲蛀與黴變。
顏色：顏色鮮豔菊為佳。
氣味：氣清香，味淡微苦。

金銀花
味甘，性寒。
歸肺、心、胃經。

清熱解毒，散癰消腫，亦可治療初期的風熱感冒。因能涼血、止痢，也常用治熱毒痢疾。

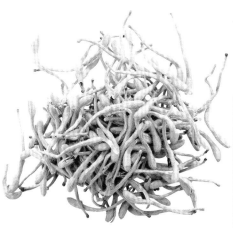

最佳產地 / 月份
主產於河南、山東、湖南等省。
以河南產品最為著名。
採摘時間是夏初花開前。

挑選要點
花初開為白色，後轉為黃色，因此得名金銀花。
是抗「非典」中成藥的首選藥材。
外型：以花蕾未開放，乾燥、肥大、握之頂手者為佳。
顏色：黃裡帶青色。
氣味：氣芳香，味微苦。

魚腥草

味辛，性微寒。
歸肺經。

清熱解毒、解決急性化膿感染，
利尿通淋，治療小便淋瀝澀痛。

最佳產地 / 月份
分佈於長江流域以南各省。夏季莖葉茂
盛花穗多時採割。

挑選要點
江左人好生食，關中謂之菹菜，葉有腥氣，故
俗稱：魚腥草。
外型：選用未開花，而以葉多，穗葉完整者佳。
顏色：新鮮者是綠色，但藥用者已成黃棕色。
氣味：搓碎有魚腥氣味濃者佳，味微澀。

貝母

苦、甘，微寒。
歸肺、心經。

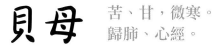

川貝、浙貝可以清熱化痰、潤肺止咳，對熱性感
冒尤具功效。土貝母有散結消腫作用，而可治療
乳腺炎等。

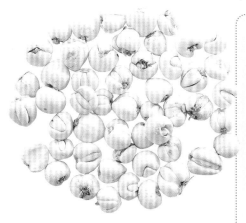

最佳產地 / 月份
主產於四川、雲南、甘肅等地，又分有川貝、浙貝、
土貝等，並以川貝裡的四川松潘縣品質最佳，而稱為
「松潘貝」。夏、秋二季採挖。

挑選要點
松潘貝的特色：
外型：雪白圓淨，被形容為「懷中抱月，菩薩打坐」，
　　　　意指一顆顆松潘貝可立於桌面，白色外衣中間
　　　　鑲著月牙，像菩薩穩坐其間。由於一顆顆有如
　　　　珍珠，又稱珍珠貝。其最佳識別標誌是貝身中
　　　　間有個鸚鵡嘴般的線條，體積則是越小越好。
顏色：略帶微黃色佳。
氣味：特殊氣味，苦而回甘。

羅漢果

甘，涼。
歸肺、大腸經。

清肺利咽、化痰止咳，治咽痛失音，
亦可潤腸通便。

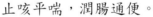

最佳產地 / 月份

主產於廣西、江西，特別是廣西桂林市
永福縣。秋季果熟時採摘。

挑選要點

外型：個大形圓，外觀完整，殼不焦不破，絨毛多。
果心不發白，不顯濕狀。拿起羅漢果搖一搖，
搖不響為佳。

顏色：經過處理後外殼呈棕綠色。

氣味：氣微，味甘甜，嚼之有粘性。

杏仁

北杏仁（苦杏）味苦，性微溫，有小
毒。歸肺、大腸經。
南杏仁（甜杏）味甘，性平。

止咳平喘，潤腸通便。

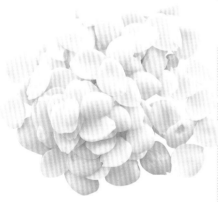

最佳產地 / 月份

北杏主產東北、內蒙古、華北、西北、新疆及長江流
域。夏季採收成熟果實。南杏主產河北、北京、山東
等地。

挑選要點

兩者功效類似，甜杏藥力較緩。美國加州杏仁即屬甜
杏的一種。

外型：北杏呈扁心形，一端尖，另端鈍圓、肥厚，左
右不對稱。南杏呈橄欖形，頂端尖，基部圓，
左右對稱，種脊明顯。兩者均以顆粒均勻、飽
滿肥厚、外觀完整、堅硬、無黴蛀或碎屑者品
質較好。

顏色：兩者均以米黃色為優。

氣味：北杏苦、南杏香帶微甜。

小叮嚀：北杏具微毒性，加熱烹煮可降低其毒性，所
以最好要熟食，同時不宜過量。

常用 保肝 藥材

白芍、熟地、枸杞子、何首烏、天麻、茵陳蒿、柴胡、決明子……等。

白芍

味苦、酸,性微寒。
歸肝、脾經。

養血,調和血虛月經不調。
柔肝止痛,減少胸脅脘腹疼痛或四肢抽筋。
避免肝火大造成的頭痛眩暈。

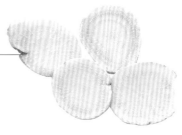

白芍切片

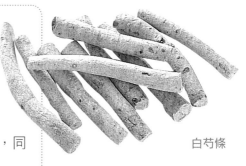

白芍條

最佳產地 / 月份
主產於浙江、安徽、四川等地。夏秋季採挖。

挑選要點
白芍被視為補血良藥,是四物八珍必用藥。
外型:質堅而重。
斷面:灰白色或微帶棕色,具放射線呈菊花心狀,同
時以粉性足、表面潔淨者為佳。
氣味:白芍雖本味微酸,但並無氣味,選購時,若具
刺鼻酸味,要小心恐經硫磺薰製過。

熟地

味甘,性微溫。
歸肝、腎經。

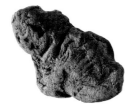

補血養陰、填精益髓。對治療血虛萎黃、眩暈、心悸、
失眠及月經不調、崩漏的血虛症有效。

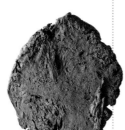

最佳產地 / 月份
地黃主產於河南、河北、內蒙古及東北,又以河南為大宗。
產季在十月之秋,熟地是以酒、砂仁、陳皮為輔料,經蒸曬
至內外色黑而油潤,質地柔軟而粘膩。

挑選要點
熟地黃是四物湯、八珍湯、羊肉爐裡的必備藥材。
外型:飽滿肥厚,越大越好,首感具有油光與柔韌性。
顏色:經九蒸九曬,黑黝香濃,泛有油光,陳年存放成為久
年熟地,香氣會更佳。

枸杞子

味甘、性溫。
歸肝、腎經。

滋補肝腎、益精明目。對視力減退、兩眼乾澀、頭暈
目眩、腰膝酸軟、遺精、耳聾、牙齒鬆動、鬚髮
早白、失眠多夢等有效。

最佳產地 / 月份
枸杞子一身都是寶，春採枸杞葉，名天精草；夏採花，
喚長生草；秋採子，是枸杞子；冬採根，為地骨皮。產期約
在 6 至 9 月。盛產於甘肅、寧夏、新疆、內蒙等地。

挑選要點
外型：圓胖、大顆粒者為佳。
顏色：以暗橘或暗紅色為優，勿買太鮮豔或酸味刺鼻者，以
免有染色或薰硫磺之疑。
小叮嚀：目前因冷凍設備已逐漸改善，顆粒飽滿圓潤、果糖
含量豐富的新疆枸杞子已備受青睞。寧夏品種較不
甜，較適合糖尿病患使用。

何首烏

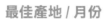

味苦、甘、澀，性微溫。
歸肝、腎經。

減少因精血虧虛造成的頭暈眼花、鬚髮早白、腰
膝酸軟、遺精等。

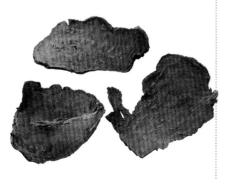

最佳產地 / 月份
以河南嵩縣、盧化，廣東德慶最為道地。採挖何首烏
塊根的時間集中在秋冬季，黑色的製首烏是以生首烏
以黑豆汁炮製而成。

挑選要點
何首烏與人參、靈芝，並稱為中藥三寶。
外型：質堅實而重，表面紅褐色。
斷面：有明顯雲彩花紋，粉性足者為佳。
小叮嚀：台灣的風景區有兜售形類似何首烏的黃藥子，
黃藥子具毒性，誤買誤食後，恐造成肝中毒。

天麻

味甘，性平。
歸肝經。

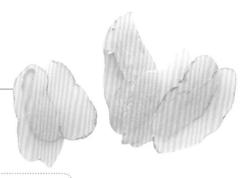

對於因肝經陰陽不平衡而造成的驚癇抽搐、眩暈頭痛或肢體麻木皆有助益，又可祛外風，通經絡，而能治療因中風造成手足不遂，筋骨疼痛。

最佳產地 / 月份

主產於四川、雲南、貴州等地，尤以四川廣元、陝西甯強、吉林渾江、湖北神農架的產區著稱。立冬後至次年清明前採挖的「冬麻」，品質優良；春季發芽時採挖的「春麻」，品質較差。

挑選要點

外型：肥大堅實、皮細紋皺、放在手上感覺沉重的。

顏色：斷面略平坦，呈角質狀，角質黃白色或淡棕色，有光澤，有點半透明感。

口味：放口中咬嚼一下，略脆，有黏性，略甘微辛。

氣味：其氣味獨特。

茵陳蒿

苦、辛，微寒。
歸脾、胃、肝、膽經。

清熱、利濕、保肝，對甲、乙型肝炎、黃疸型肝炎、傳染性黃疸型肝炎有顯著的療效。有利膽，促膽汁分泌，增加膽汁中膽酸和膽紅素排出的作用。

最佳產地 / 月份

產於陝西、山西、安徽等地；以陝西產者（名西茵陳）品質最佳。

挑選要點

外型：一般以質嫩、綿軟、色灰白、香氣濃者為質佳。

顏色：多捲曲成團，全體被白色絨毛，灰白色或灰綠色，綿軟如絨。

口味：味辛、微苦。

氣味：氣味芳香。

柴胡

苦、辛,微寒。
歸肝、膽經。

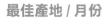

疏散退熱,疏肝解鬱,具有明顯的保肝
和利膽的作用。柴胡還有一定抗潰瘍作
用,柴胡粗皂苷對動物實驗性胃潰瘍有防
治效果。

最佳產地 / 月份

北柴胡主產於遼寧、甘肅、 河北、河南等地;南柴
胡主產於湖北、江蘇、四川等地。春、秋兩季採挖,
曬乾,切段,生用或醋炙用。

挑選要點

外型:北柴胡質硬而韌,不易折斷,斷面顯纖維性;
　　　南柴胡靠近根頭處多具細密環紋,質稍軟、易
　　　折斷、斷面略平坦,不顯纖維性。

顏色:北柴胡黑褐色或淺棕色;南柴胡紅棕色或黑棕
　　　色。

口味:微苦。

氣味:北柴胡氣微香;南柴胡則具敗油氣味。

決明子

味甘、苦、鹹,性微寒。
歸肝、大腸經。

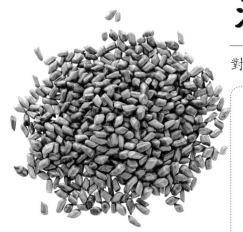

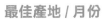

對清熱明目、潤腸通便、頭暈頭痛有幫助。

最佳產地 / 月份

主產於安徽、廣西、四川、浙江、廣東等地,
台灣亦有產出。秋季採收成熟果實。

挑選要點

外型:顆粒均勻飽滿,呈長圓柱型、平滑有光澤,
　　　質地堅硬,不易破碎、無雜質泥土的為
　　　佳。

顏色:外觀黃褐色或青綠色。口味:味苦微甘。

小叮嚀:因生品較寒,最好為炒過的,既可增
　　　　加香氣,也可避免太寒。

常用 健脾 藥材

黨參、茯苓、白朮、肉桂、蓮子、陳皮、懷山藥……等。

黨參

味甘，性平。
歸脾、肺經。

補脾肺氣、補血、生津止渴，對氣血兩虛、氣津兩傷而致的體虛倦怠、食少便溏，臉色蒼白萎黃、乏力頭暈、心悸氣短、口渴等症有益。

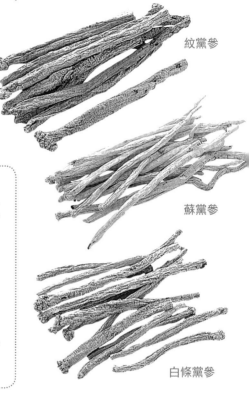

紋黨參

蘇黨參

白條黨參

最佳產地 / 月份
主產於甘肅、湖北等處。而台灣市場裡，條黨裡的板橋黨就算是佳品了。採挖在秋季。

挑選要點
黨參因產區不同而種類繁多，在台灣中藥進口市場裡，最常見的是白條黨、紋黨、蘇黨。整體論：
外型：根條肥大、粗實、皮緊、橫紋多者佳。
斷面：斷面緻密，無裂隙，但有明顯的「菊花心」紋路。
氣味：雖各有濃淡，但整體上是氣香味甜。

茯苓

味甘、淡，性平。
歸心、脾、腎經。

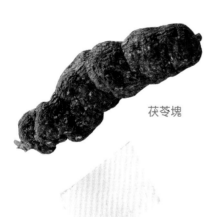

茯苓塊

茯苓片

利水消腫、滲濕、健脾、寧心。對於水腫、泄瀉、失眠、健忘、心悸等症有助益。

最佳產地 / 月份
野生或栽培，主產於雲南、安徽、湖北、河南、四川等地。
最佳者為雲南產的「雲苓」。多在 7 至 9 月採挖。

挑選要點
外型：飲片為類圓形、大小不一，以大片堅實、質感細膩無裂隙、乾度夠者為佳。
斷面：外皮為褐色而略帶光澤，心裡為乳白色。
口味：味淡，嚼之黏牙。
氣味：氣微、避免有刺鼻味者。

白术　甘、苦，溫。
歸脾、胃經。

健脾益氣，燥濕利尿，止汗，安胎。適用於食少
便溏、動輒自汗不止、濕重水腫、胎動不安者。

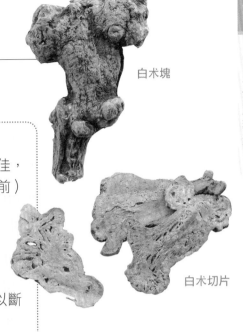

白术塊

最佳產地／月份
主產於浙江、湖北、湖南等地。以浙江於潛品質最佳，
稱為「於术」。10月下旬至11月上旬（霜降後立冬前）
開挖採收。

白术切片

挑選要點
四君子湯與八珍湯裡使用的是炒白术。
外型：個大體重、質堅實、無空心、不易折斷者。
斷面：因不同炮製方式而有不同的顏色，烘乾後以斷
　　　　面有角質，色較深或有裂隙者佳。
氣味：氣清香，味甘、微辛，嚼之略帶粘性。

肉桂　味辛、甘，性大熱。
歸腎、脾、心、肝經

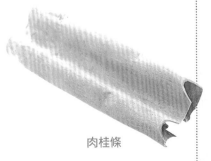

肉桂片

肉桂條

提升腎陽氣，散寒止痛、溫經通脈，治療腰
痛、胸痹、閉經、痛經，或因腎虛火上浮的
面赤、虛喘、汗出、心悸、失眠、脈弱等。

最佳產地／月份
主產於越南、廣東、廣西、海南、雲南、福建等地。
4至5月剝皮採收的是春桂，品質差，9至10月採收
的是秋桂，品質佳。台灣市場則以越南的「清華桂」
為上品。

挑選要點
外型：大小整齊，外形均勻美觀，卷筒狀，皮細而堅實，
　　　　肉厚沈重。
斷面：紫紅色，油性豐富。
氣味：香氣濃厚，辛辣帶甜味，嚼之無渣為佳。
小叮嚀：肉桂取自於肉桂樹的樹皮，越接近樹幹中心
　　　　　的樹皮所製成的肉桂，品質越佳。市場上也
　　　　　有以相似的同科植物冒充，要貨比三家。

蓮子

味甘、澀，性平。
歸脾、腎、心經。

固精止帶、補脾止瀉、益腎養心。對於遺精、白帶過多、久瀉、失眠皆有助益。

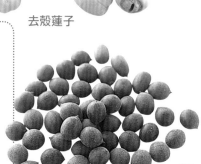

去殼蓮子

帶殼蓮子

最佳產地 / 月份

乾燥蓮子主產於湖南、福建、江蘇、浙江及南方各地池沼湖塘中，台灣市場最常見的是福建品種與湘蓮子。而新鮮蓮子則是台灣本土產品，來自台南白河、林園觀音。蓮子採收季為秋季。

挑選要點

外表：市售蓮子都經去芯處理，優質蓮子外型飽滿，蓮孔較小，表示農家是以手工去芯，而藥水泡過的蓮子蓮孔較大。好蓮子必須乾燥，以利保存，以手抓蓮子，夠乾燥者會發出清脆的嘀嘀噠噠的聲音。

顏色：淡黃白色。

氣味：獨有清香氣味與甜味。

陳皮

味辛、苦，性溫。
歸脾、肺經。

理氣健脾，燥濕化痰。能治療脘腹脹痛、噁心嘔吐、泄瀉、嘔吐、呃逆，也是宣肺止咳，化痰要藥。

最佳產地 / 月份

主產於廣東、福建、四川、浙江、江西等地。秋末冬初橘子果實成熟時採收果皮，曬乾或低溫乾燥使用。以陳久者為佳，故稱陳皮。又以廣東新會的「新會皮」、「廣陳皮」最為著名。

挑選要點

陳皮有整片橘皮的陳皮，也有經炮製切絲的陳皮，而藥膳所使用的多屬前者。

外型：以雨天時的陳皮手感作判斷，年輕陳皮仍含有大量果糖和水分，易受潮，皮身變軟；年久陳皮手感硬，皮瓤薄，輕而脆，易折斷碎裂。

顏色：年輕陳皮內裡是雪白色、黃白色，外皮呈鮮紅色、暗紅色；年久陳皮內裡為古紅或棕紅色，外皮呈棕褐色或黑色。

氣味：年輕陳皮是苦、酸、澀，而年久陳皮是甘、醇、陳。

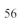

懷山藥

味甘,性平。
歸脾、肺、腎經。

補脾養胃、生津益肺,補腎虛症。對慢性久病、病後虛弱羸瘦者是佳品,也適用於肺虛咳喘、腎氣虛之腰膝酸軟,夜尿頻多或遺尿,滑精早洩,女子帶下清稀之人。

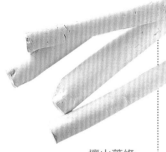

懷山藥片

最佳產地 / 月份
主產於河南省、河北、湖南、山東、山西、廣西、江南等地。河南焦作境內(古懷慶府)所產者品質最佳,因此稱為「懷山藥」。採挖時間在霜降之後。

挑選要點
懷山藥是四神湯裡的必備藥材,菜場的新鮮山藥是台灣本土產品,其在人工栽植過程裡經過人工干預,以利於採摘,較不具藥性,而藥用山藥多來自中國大陸,雖也屬人工栽植,卻是自然生長而成,所以若要製作藥膳,以購買中藥行的山藥為佳。

外型:外皮無傷,以條粗、質堅實、重量重者為佳,鬚毛是越多越好。

斷面:帶黏液、粉性足、水分少,色雪白。有硬心,若有肉色發紅者,品質不佳。

氣味:氣微,微甘味酸,嚼之發粘。

懷山藥條

砂仁

味辛、性溫。
歸脾、胃、膽經。

化濕醒脾,行氣溫中,促進胃液分泌,排除消化道積氣。

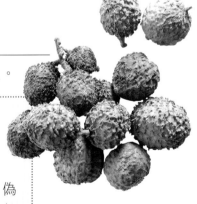

最佳產地 / 月份
分為陽春砂、海南砂、縮砂,均于夏秋季間果實成熟時。

挑選要點
外型:呈圓形或卵圓形,外表棕褐色,有密生刺狀突起。偽品多呈球形或長倒卵形,外觀為橙黃色或棕紅色,無密生刺狀突起,而是有一層短柔毛或扁形柔刺。

顏色:棕褐色。

口味:味道辛辣微苦。

氣味:有一股濃烈的芳香氣味。

常用 益腎 藥材

巴戟天、鎖陽、菟絲子、芡實、紅棗、黑豆、銀杏、杜仲、續斷、冬蟲夏草……等。

巴戟天

味辛、甘，性微溫。
歸腎、肝經。

補腎助陽，對不孕、小便頻數有益。祛風除濕，治療風濕腰膝疼痛、腎虛腰膝酸軟無力。

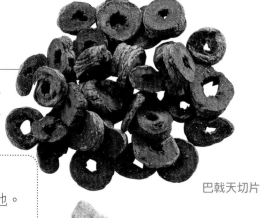
巴戟天切片

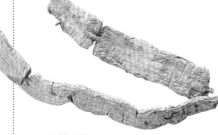
巴戟天條

最佳產地 / 月份
主產於廣東、廣西、福建、江西，四川等地。
全年均可採挖。

挑選要點
外型：以條大、肥壯、連珠狀、肉厚為佳。
斷面：斷面皮部厚，紫色或淡紫色，易與木質部剝離，木部堅硬。
氣味：氣無，味甘而略澀。

鎖陽

味甘，性溫。
歸肝、腎、大腸經。

補腎助陽，對精血不足之陽痿、不孕、下肢痿軟、筋骨無力有助，也對潤腸通便有利。

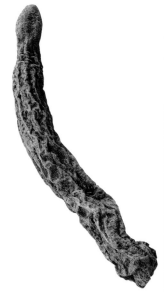

最佳產地 / 月份
野生於沙漠戈壁，零下 20℃ 生長最宜，主產於內蒙古、甘肅、青海、新疆等省。春、秋兩季採收，以春季產者品質佳。

挑選要點
外型：質堅硬，不易折斷，以個肥大、色紅、堅實為佳。
斷面：挑選斷面略顯顆粒性，不顯筋脈，棕色而柔潤者為佳。
氣味：氣微香，味微苦而澀。

菟絲子

味辛、甘,性平。
歸腎、肝、脾經。

補腎益精,可解決陽痿遺精、尿頻及宮冷不
孕等病,亦可養肝明目,止瀉安胎。

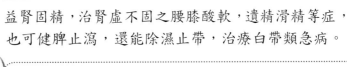

最佳產地 / 月份
菟絲子喜好陽光,凡住家的綠籬、路肩的護
坡、到海邊的灌木叢,都是菟絲子寄生環境。許
多果樹與花木都為之寄生,而衍生菟絲子危害問題。採收
季在秋季果實成熟時割取。

挑選要點
菟絲子是寄生植物菟絲子的種子。經炮製過後,堅硬種子才
易釋放藥性,鎖以藥膳使用的都是炮製過的菟絲子。

外型:類圓形或卵圓形、顆粒飽滿、大小均勻、堅硬乾燥,
　　　無雜質者佳。

顏色:炮製過後的菟絲子呈深褐色。

氣味:無特殊氣味,味微苦澀。

芡實

味甘、澀,性平。
歸脾、腎經。

益腎固精,治腎虛不固之腰膝酸軟,遺精滑精等症,
也可健脾止瀉,還能除濕止帶,治療白帶類急病。

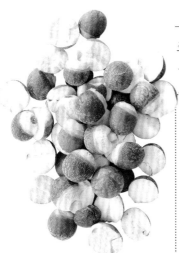

最佳產地 / 月份
主產於湖南、江西、安徽、廣東、江蘇、山東、東北等地。
秋末冬初採收成熟果實。

挑選要點
外型:以粒大均勻、完整乾燥、表面光滑、斷面不平、
　　　碎粒少、無蟲蛀、無粉屑、雜質者為佳。判斷乾
　　　溼的方法是以齒咬,鬆脆易碎者為乾燥,若帶韌
　　　性者為受潮。

斷面:斷面為不平的白色、粒上殘留的內種皮以淡紅色
　　　的質佳。

氣味:自然的芡實氣味,滋味略苦澀。

紅棗 (大棗)

味甘，性溫。
歸脾、胃心經。

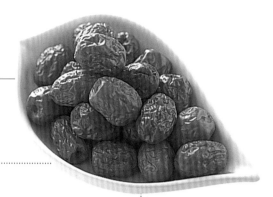

補中益氣，適用於脾氣虛弱，
消瘦、倦怠乏力、便溏等症。
養血安神，治療臟躁與失眠。

最佳產地 / 月份

紅棗分有大棗與體型較小、尾尖的雞心棗。前者產於河北、
河南、山東、陝西等，後者產於河南、新疆，但新疆品種體型
較大。新疆阿克蘇的灰棗品質最佳。均秋季採收。台灣棗產地
是苗栗公館，採收期在 7、8 月。

挑選要點

傳統上以為個頭結實，不易腐壞的河南雞心棗最佳，但河南品
種移種新疆後，品質卻更好。所以選紅棗，已經不是在挑品種，
而是在選產地，只要日曬足的地方，就能生產好紅棗。

外型：飽滿有肉、完整核小、油潤、手感富彈性，無發霉或久
放而致乾扁者。外表乾燥無黏性，以免經過糖水浸泡。

顏色：棕紅色為宜。

氣味：越香滋甜的越好。選擇香甜無雜味者。

黑豆

味甘，性平。
入脾、腎經。

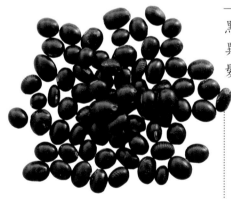

黑豆可補腎，有效地緩解尿頻、腰酸、女性白帶
異常及下腹部陰冷等症狀，也可駐顏、明目、烏
髮，使皮膚白嫩等。

最佳產地 / 月份

有黑龍江、浙江、江蘇、山西、閃西、河南等地。黑
豆可分為烏皮青仁豆和烏皮黃仁豆，前者最為名貴，
藥用價值高，以黑龍江佳木斯產地聞名。而台灣黑豆
產地在嘉義、台南、屏東、花蓮等地。12 至 3 月盛產。

挑選要點

外型：顆粒完整、堅硬飽滿、黑中發亮，新鮮，而無
蛀蟲者為佳。

氣味：氣微，具豆腥味。黑豆泡久會掉色，水色加深。

銀杏 (白果)

味甘、苦、澀，性平。
有小毒。歸肺經

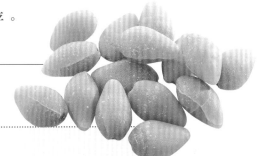

補肺，而能化痰定喘。
對帶下，白濁，尿頻，遺尿也有助益。

最佳產地 / 月份
主產於廣西、四川、河南、山東、湖北、山東。以浙江產品為最佳。
秋季種子成熟時採收。

挑選要點
白果是銀杏的種子，去殼後食其果仁。中藥行購買者均是以去殼
者。白果有微毒，不宜多吃，更不宜生吃。

外型：以個大均勻、種仁飽滿、殼色白黃、大小均勻，新鮮無黴
斑為佳。如果外殼泛糙米色，一般是陳貨。取白果搖動，
無聲音者，果仁飽滿；有聲音者，或是陳貨或是僵仁。

顏色：中藥行銷售的是去殼者，為金黃色或淺咖啡色。

氣味：正常是無臭，味甘、微苦。

肉蓯蓉

味甘鹹、性溫。
歸腎、膽經、大腸經

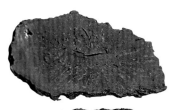
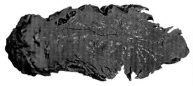
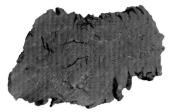

促進代謝、提振食慾，有補腎陽、益精血、潤腸
躁的功效。

最佳產地 / 月份
主產內蒙、甘肅、新疆、青海。生於湖邊、沙地梭梭
林中，寄生於鹽木的根上。

挑選要點
外型：表面，密被覆瓦狀排列的肉質鱗片，通常鱗片
先端已斷。斷面棕褐色，有淡棕色點狀維管束，
排列成波狀環紋。體重，質硬，微有柔性，不
易折斷為佳。

顏色：棕褐色或灰棕色。

口味：味甜、微苦。

氣味：氣微。

杜仲

味甘，性溫。
歸肝、腎經。

補肝腎、強筋骨、安胎。

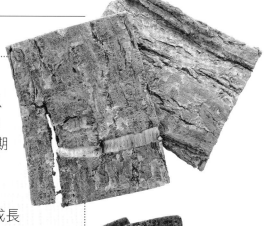

最佳產地 / 月份
主產於四川、雲南、貴州、湖北、陝西等地。以四川、貴州產最著名、最道地，稱為「川仲」；產於陝西、湖北的「漢仲」，品質亦佳。採收期在 4 至 6 月。

挑選要點
外型與斷面：由於有效杜仲約要有 10 ～ 20 年成長期的杜仲，而且中國大陸是全球唯一的產地，所以在入不敷出之下，市場也有假杜仲出現。
真杜仲的特色：斷面膠絲緊相連，皮內紫棕平而滑，外皮縱裂極明。
氣味：有濃厚的杜仲香氣。
小叮嚀：藥膳使用的杜仲多是炒杜仲，而炮製過的杜仲，可挑選黑亮、厚實、大片者。為防止買到假貨的最正確方法，是到有口碑的合法中藥行採購。

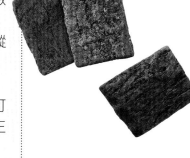

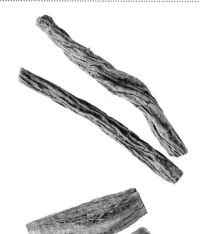

續斷 (六汗)

味苦、辛，性微溫。
歸肝、腎經。

補益肝腎、強筋健骨、止血安胎，
對續筋接骨、療傷止痛有助益。

最佳產地 / 月份
主產於四川、湖北、湖南、貴州、雲南、陝西等地，以四川、湖北品質較佳。約在秋季採挖。

挑選要點
續斷因能「續折接骨」而得名。
外型：片大、質軟。
顏色：綠褐色為佳。
氣味：聞之氣味微香。
口味：口嘗味苦、微甜，後澀。

冬蟲夏草

味甘,性溫。
歸腎、肺經。

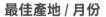

補腎益肺,有興陽起痿之功。
對止血化痰、止咳平喘,尤其是勞嗽痰血有效。

最佳產地 / 月份
海拔越高,品質越好,以青海玉樹、西藏那曲兩地品質最佳。採
集時間為夏至前後,在積雪尚未溶化時。

挑選要點
冬蟲夏草非動物、非植物,而是菌類,但外形兼有蟲體
與植物的長相。因其蟲身呈金黃色、淡黃色或黃棕色。

外型:蟲體豐滿肥大,無蟲蛀發黴,質脆,易折斷。

斷面:內心充實,略平坦,呈纖維狀,白色略發黃,周邊
顯深黃色;菌座以質柔韌,短小為好。

氣味:斷面具有草菇、香菇香氣。口嘗味微甘,聞之微有腥香,
與蟲體連接完整。

小叮嚀:往往規格越大的,價格越高,但是藥效不是大即好,影
響冬蟲夏草藥效的,更重要的是蟲草的產地。

黃精

味甘、性平。
歸肺、脾、腎經

補氣養陰、健脾、潤肺、益腎。
用於脾胃虛弱、體倦乏力、口乾食少、肺虛燥
咳、精血不足、內熱消渴等症。

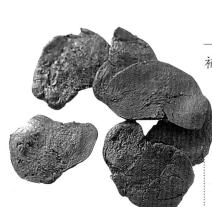

最佳產地 / 月份
黃精主產於河北、內蒙古、陝西,春、秋兩季採挖。

挑選要點

外型:呈不規則圓錐狀,形似雞頭,俗稱「雞頭黃精」;
結節塊狀似薑形,稱「薑形黃精」。

顏色:黑色。

氣味:氣微。

小叮嚀:因黃精質滋黏膩,所以腹中寒而腹瀉、腹部
脹滿氣滯者應慎用;咳嗽感冒痰多者忌用。

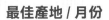

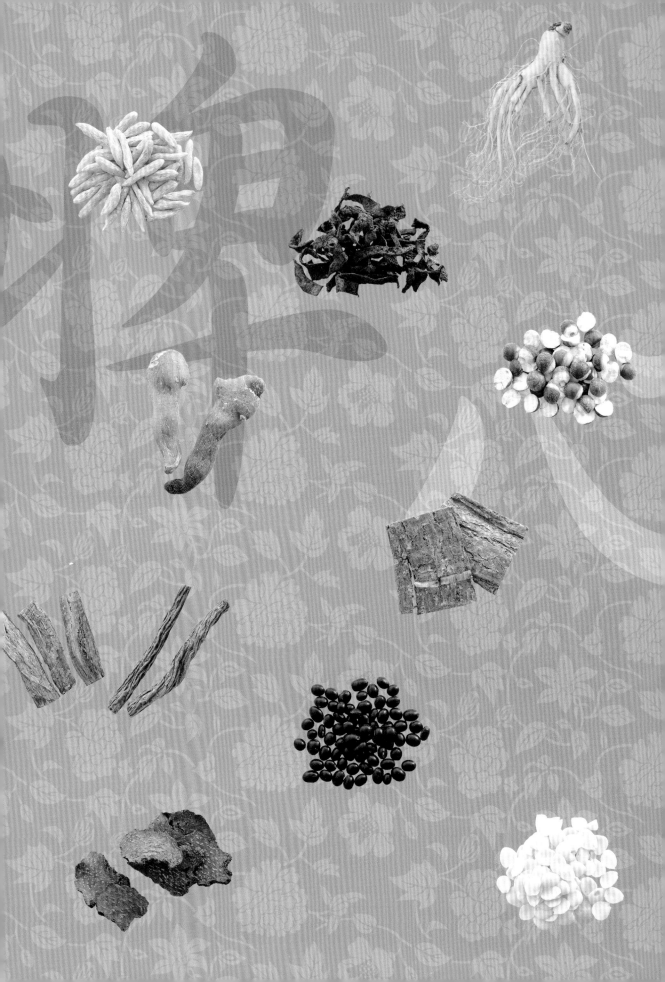

實踐 五行藥膳食譜

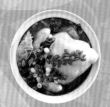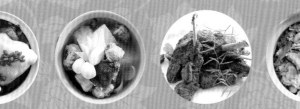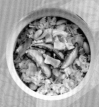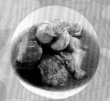

Cooking Guide

- 護心食譜
- 潤肺食譜
- 保肝食譜
- 健脾食譜
- 益腎食譜
- 藥膳小吃食譜

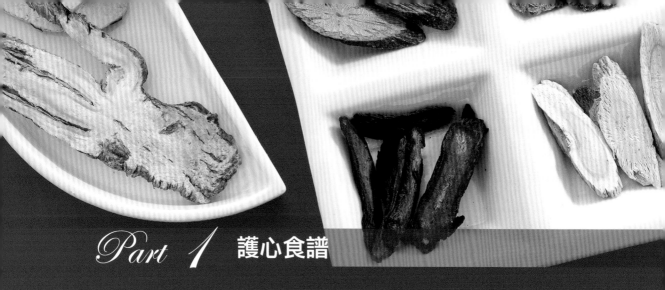

心藏神，通調血脈
讓全身的血液充盈。

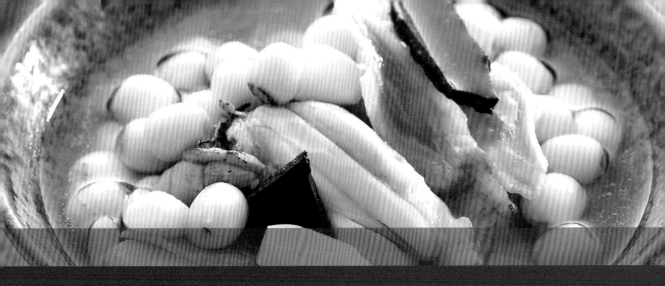

在中醫眼裡，心臟是「君主之官」，他是身體裡的老大，帶動全身的氣血循環，其他臟腑運作所需，都得仰賴於心臟的搏動輸送到全身，發揮其濡養作用，甚至連大腦的思維也都一併掌控了，所以在中醫的觀點裡，與神識有關的活動，如：失眠、憂鬱症或是精神疾病，也是「心」出了問題。

心氣充沛，血液才能在脈內周流不息，營養全身。

心氣不足、血流不暢，面色無華、脈象細弱無力、唇舌青紫。

◎ 紅色食物養心

心在五色裡對應的是紅色，多吃紅色食物可養心。
例如：紅豆、豬血、番茄、櫻桃等。

◎ 苦味食物護心

心在五味裡對應的是苦味，苦味的食物對心臟有助益。
例如：苦瓜、杏、蓮子、蒜等。

◎ 最佳養護時節

心為火，在季節屬夏，夏天是保養心臟效果最好的時候。

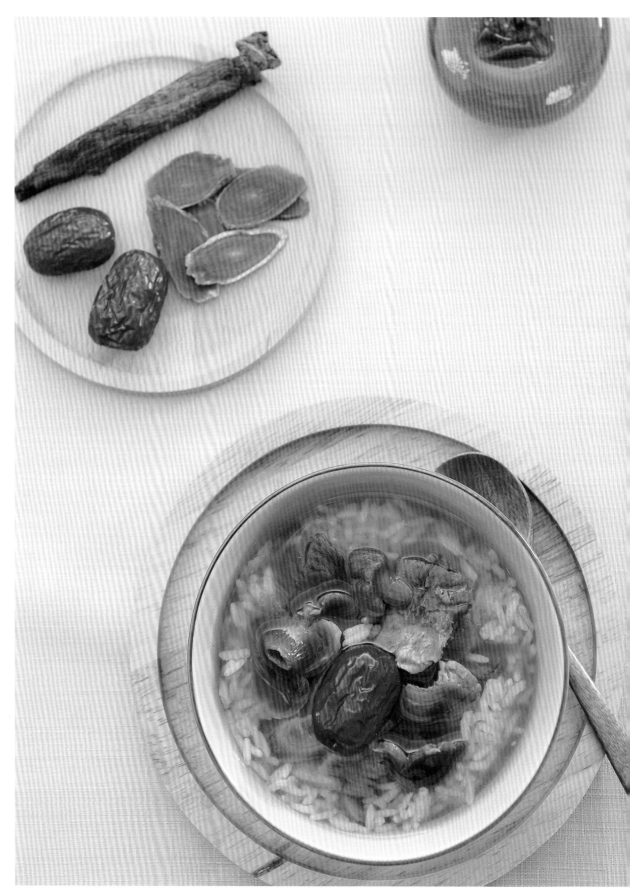

人參福圓粥

養心安神，助眠益智、健脾補血。

應用 血虛引起的心悸、失眠、健忘、多夢，貧血、體弱瘦羸，生理期後虛弱，脾虛泄瀉、浮腫，以及心神不寧、躁鬱焦慮、自汗、盜汗等。

▶ 藥材

人參	3 錢
龍眼肉	5 錢
紅棗	5 枚

▶ 食材

圓糯米 1 杯（電鍋量杯）
紅砂糖 1/2 杯

▶ 作法

STEP 1
糯米淘洗乾淨，加 8 杯水煮開後轉小火煮粥。

STEP 2
紅棗沖淨，以刀背稍微拍裂，加入 **1**。

STEP 3
加入人參，待米粒軟糜，龍眼肉剝散，加入粥中同煮至果肉顏色變淡。

STEP 4
起鍋前加糖拌勻，再滾一下即可。

▶ 食用方式

早晚各食用一次。

養 生 作 用

人參補氣安神，龍眼又稱桂圓、福圓，營養豐富，是滋補良品，能保養心血、滋潤五臟，且增強血管彈性，維護心血管健康，適合思慮過度、工作忙碌、課業壓力大、勞心傷神者食用。

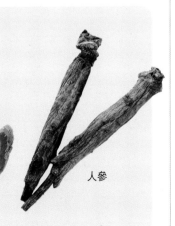

人參

▶ 注意事項

· 要熱服，食用量不宜過多。
· 風寒外邪、風熱感冒、惡寒發熱或舌苔厚膩者不宜。
· 消化不良、胸悶、胃氣脹滿者少食。
· 大病初癒，或血糖高者，都不宜吃糯米粥。

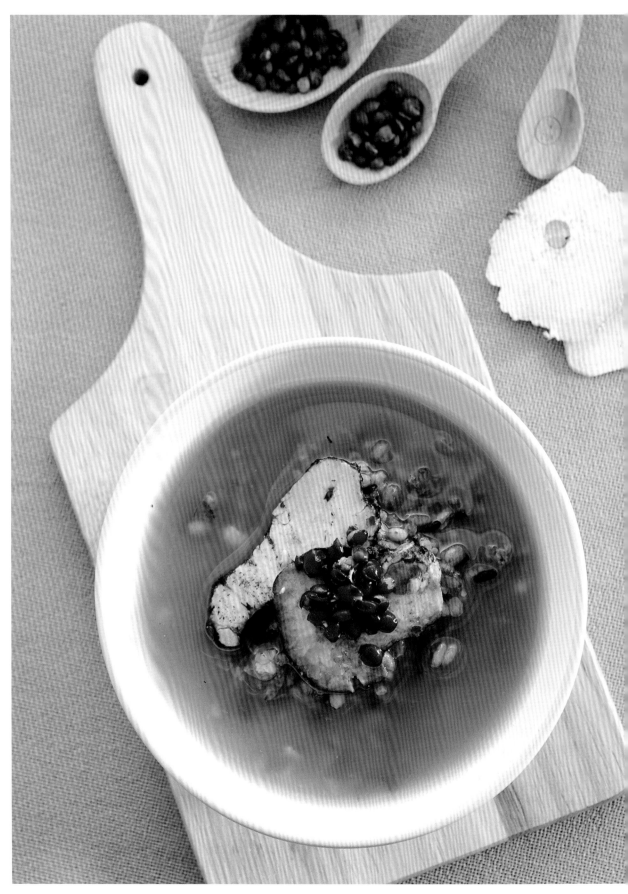

棗仁舒眠粥

養陰，補心，安神。

 應用 適用於心脾兩虛之心煩、不眠等症。

▶ 藥材

炒酸棗仁 ·············· 5 錢

茯神 ··················· 5 錢

紅棗 ··················· 10 枚

▶ 食材

五穀米 1 杯（電鍋量杯）

排骨 ··················· 8 兩

鹽 ··················· 適量

▶ 作法

STEP 1

將以上藥材放入陶鍋（或瓷鍋）內，加 6 杯水煮開轉小火熬煮成 2 杯，取其藥汁備用。

STEP 2

排骨入沸水汆燙，去浮末，沖淨備用。

STEP 3

五穀米洗乾淨，放入鍋內，加入排骨，倒入藥汁，再加 6 杯水煮粥，待米熟爛，加鹽調味即成。

▶ 食用方式

早晚各食用一次。

養生作用

酸棗仁、茯神、寧心安神，善治煩心躁擾不得眠、操勞過度睡眠淺。搭配含多種維生素的五穀米及豐富蛋白質的排骨煮粥，能減低焦慮、緩和情緒緊張，維持神經組織、肌肉、心臟活動正常，並改善睡眠障礙。

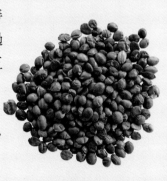

酸棗仁

茯神

▶ 注意事項

· 習慣性腹瀉者少食。

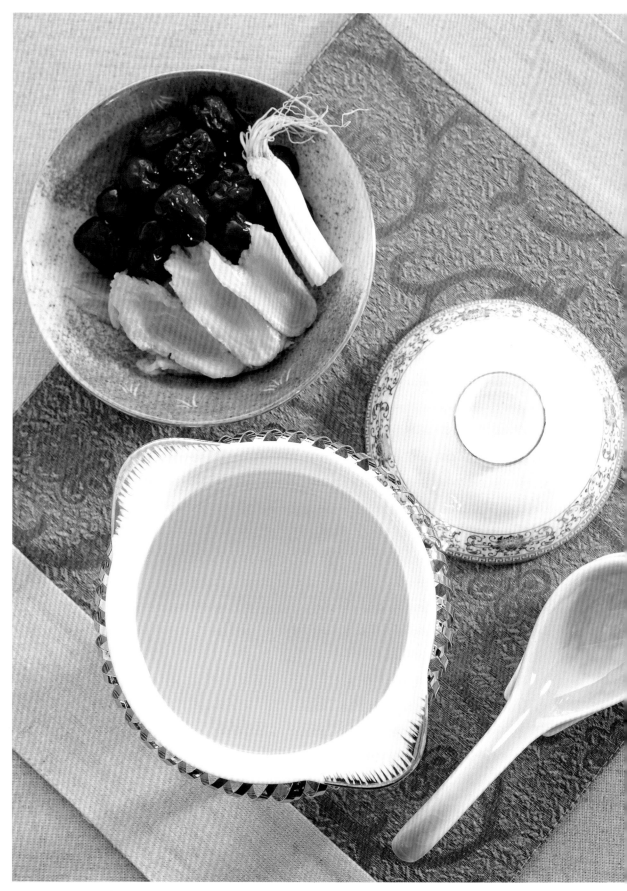

參棗益心湯

滋陰養血、養心安神、通暢心肺。

應用 心氣虛乏、呼吸困難、鼻氣不通，恍惚、精神不集中，失眠多夢，記憶力減退等。

▶ 藥材

東洋參 ················· 3 錢
紅棗 ················· 20 枚

▶ 食材

帶鬚葱白 ············· 4 兩

▶ 作法

STEP 1
紅棗洗淨，以刀背輕輕拍裂，加清水泡發。

STEP 2
葱白不去鬚，洗淨切寸段，備用。

STEP 3
東洋參、紅棗入鍋，加水 1000cc，大火燒沸，轉小火煮約 20 分鐘後再入葱白，繼續用小火熬 10 分鐘即成。

▶ 食用方式

取湯汁熱飲，早晚各 1 次。

養生作用

紅棗富含多種維生素和微量元素，甘甜溫和，補益五臟、養血安神效果明顯；葱白、葱鬚含豐富葱多酚、多醣體，可發散風寒、提振陽氣、促進循環。兩者搭配能調節免疫力、抗過敏、防流感，並寧心安神、益智健腦，防治貧血，改善氣血虛弱、多夢失眠、精神恍惚、記憶力減退，且降低膽固醇和低密度脂蛋白。

▶ 注意事項

· 紅棗經過熬煮，養分多已溶釋在湯汁中，喝湯即見效果。

· 葱鬚有清除自由基、調節免疫力良效，實具食療效果，一起烹調，效果加乘。

紅棗

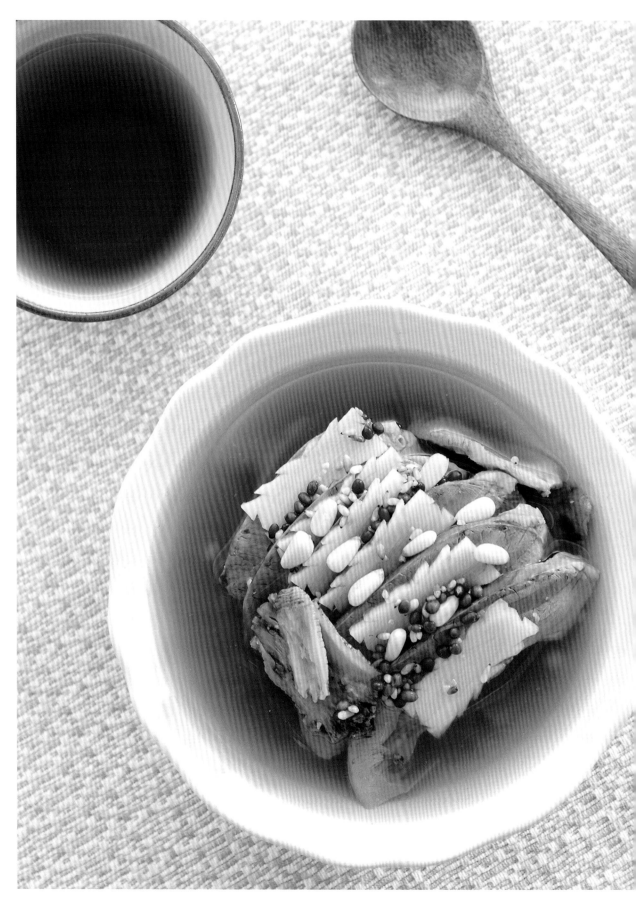

松柏燉豬心

養心安神，補血潤腸，
幫助睡眠。

應用 適合血虛性心悸怔忡、失眠多夢、記憶力減退，
以及血虛便秘、腸躁便秘等。

▶ 藥材

人參	3 錢
松子仁	3 錢
柏子仁	3 錢
莧菜子	3 錢

▶ 食材

豬心	1 具
生薑	5 片
鹽	適量

▶ 作法

STEP 1

豬心剖半、洗淨，入沸水中汆燙去血水，撈出洗淨。

STEP 2

將豬心盛入燉盅，放入藥材、薑片，加水淹過材料，燉盅覆上蓋子，放入電鍋，外鍋加 2 杯水，燉至開關跳起，續悶 15 分鐘，加鹽調味即可。

STEP 3

撈起豬心切片，可蘸醬油食用。

▶ 食用方式

食豬心，喝湯。

養 生 作 用

以形養形，豬心可為補心藥之引子。柏子仁燉豬心，具養心、安神、補血、潤腸通便功效，可改善心悸、恐慌、怔忡、失眠等症狀，以及年老體弱血少、陰虛貧血、產後血虛等引起的腸燥便秘。

▶ 注意事項

- 豬心等動物內臟含有較高的膽固醇，有心血管疾病病史者不宜多食。

- 柏子仁富含油脂，腹瀉或是有痰積者不宜食用。

- 柏子仁容易走油產生油耗味，一旦聞有異味即不宜再食用。

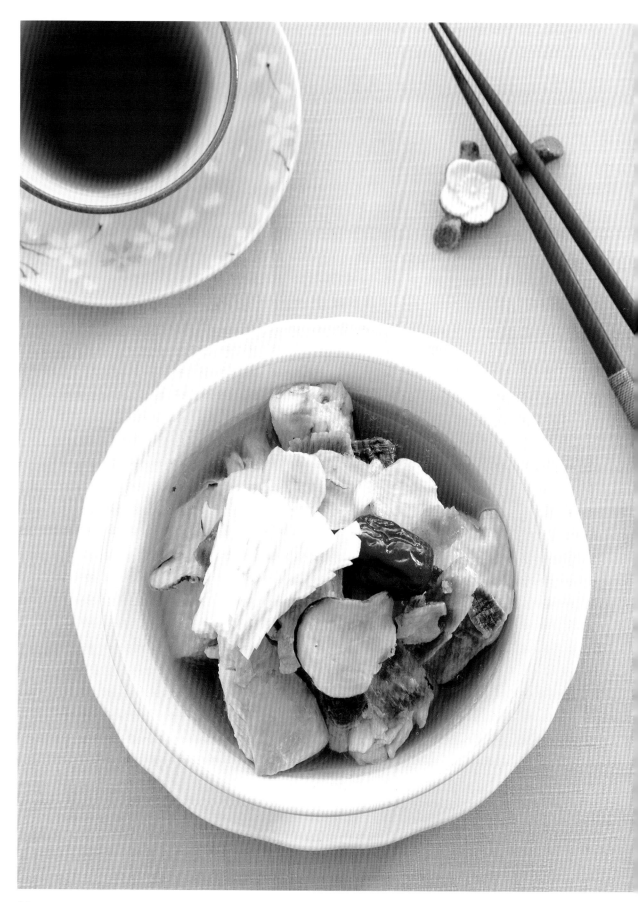

參附元氣湯

補益心脾、提振元氣、促進心血循環。

 應用 適宜用於心脾氣虛而氣短喘促、容易疲累、精神不濟、心悸、自汗等現象；瘦小、發育不良，老人虛弱，病後調理都適合。

▶ **藥材**

人參片 ⋯⋯⋯⋯⋯⋯ 5 錢
炮附子片 ⋯⋯⋯⋯ 2 錢
紅棗 ⋯⋯⋯⋯⋯⋯ 10 枚

▶ **食材**

雞腿 ⋯⋯⋯⋯⋯⋯ 1 腿
生薑 ⋯⋯⋯⋯⋯⋯ 5 片
鹽 ⋯⋯⋯⋯⋯⋯⋯ 適量

▶ **作法**

STEP 1
雞腿剁塊，入沸水汆燙去血水，撈起沖淨。

STEP 2
紅棗以刀背拍裂，去籽。

STEP 3
將所有材料（鹽除外）放入瓷鍋（或陶鍋），加水至蓋滿材料，以大火煮沸，轉小火煮約 40 分鐘，加鹽調味即可。

▶ **食用方式**
熱湯食用，可搭配白飯進食。

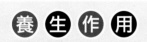

人參養生效益良多，對人體新陳代謝、心血管循環、神經傳導、內分泌系統都有助益，具大補元氣、提高腦力、安定心神、抗疲勞等多元效果。炮附子則能強心益血、溫補腎陽、祛寒鎮痛。搭配雞肉燉煮，具滋陰補血、提振陽氣、調節免疫力、增進機體活力之效益，適合營養失調、體能低落、容易疲勞、四肢冰冷者食用，亦適合病後及老年調補。

▶ **注意事項**

· 附子未炮製前含有烏頭鹼，具有毒性，要選用炮製過的。
· 加生薑同煮，可消減附子的毒性。
· 食用附子時不宜搭食麵類食品，如麵條、包子、饅頭、麵包、餅乾⋯⋯之類，會降低補益效果，並易出現腸胃不適、關節滯礙等副作用。

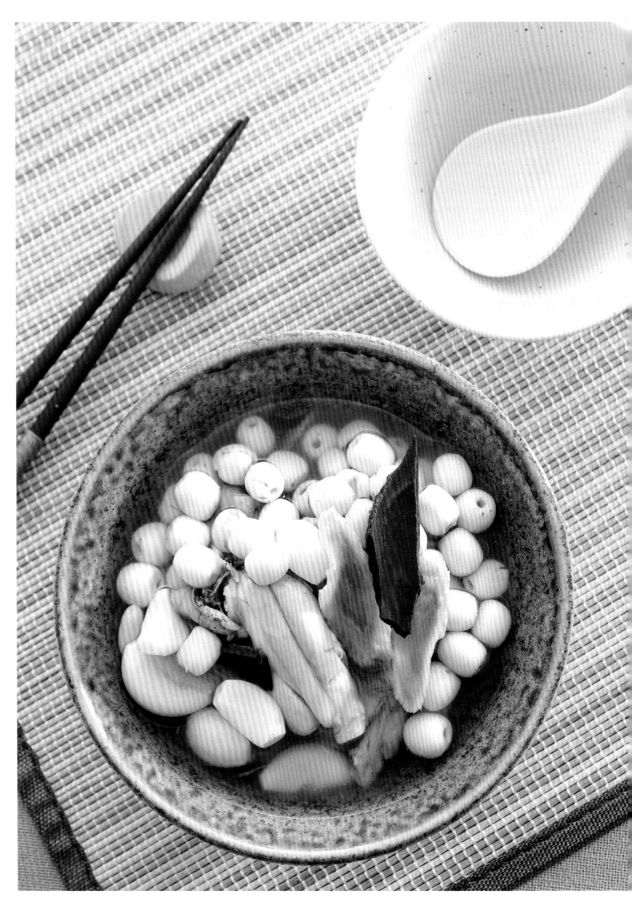

參蓮田雞煲

養心、益腎、健脾。心氣不足而氣短、呼吸急促，四肢無力、失眠健忘、心慌心悸等皆適宜。

應用 適宜用於心腎氣不足，老是睡不飽、容易疲累、稍微活動就氣喘呼呼；瘦小、食慾差、發育慢者亦適合。

▶藥材
東洋參……………… 3 錢
蓮子 ……………… 4 兩
桂皮 ……………… 3 錢

▶食材
田雞 ……………… 1 斤
蒜頭 ……………… 1 兩
生薑 ……………… 5 片
醬油、米酒 …… 各 50cc
蔥段、鹽、冰糖、胡椒粉
……………………… 各適量

▶作法
STEP 1
田雞去腸肚、頭、爪，洗淨，對切 4 塊備用。

STEP 2
蓮子乾品，洗淨後以熱水泡 60 分鐘。

STEP 3
將 **1**、**2** 及東洋參、桂皮、蒜頭、生薑、蔥段、冰糖盛入砂鍋，淋上醬油、米酒、撒上鹽巴，加 300cc 水。

STEP 4
先以中火燒開，轉小火慢煲約 20 分鐘，起鍋撒上胡椒粉即成。

▶食用方式
趁熱食用，可搭配白飯進食。

養生作用

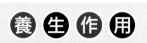

田雞富含蛋白質和多種礦物質，能提高免疫力，同時調節心律、活化神經及肌肉的活動力，並維持血壓，緩和貧血，消除水腫。蓮子是養心良品，助益心血循環，防老抗疲勞，安心寧神助睡眠。搭配田雞，充分發揮所含鈣、磷、鉀等元素之營養效益，維持心臟、肌肉正常收縮，強健骨骼、促進成長發育，並減緩更年期骨質疏鬆速度。所搭配之桂皮、生薑、蔥、胡椒粉等調味料，也都有通暢血脈、活絡心氣之效果。

▶注意事項
• 蓮子有收澀止瀉效果，腸胃容易脹滿、習慣性便秘者少食。

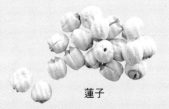

蓮子

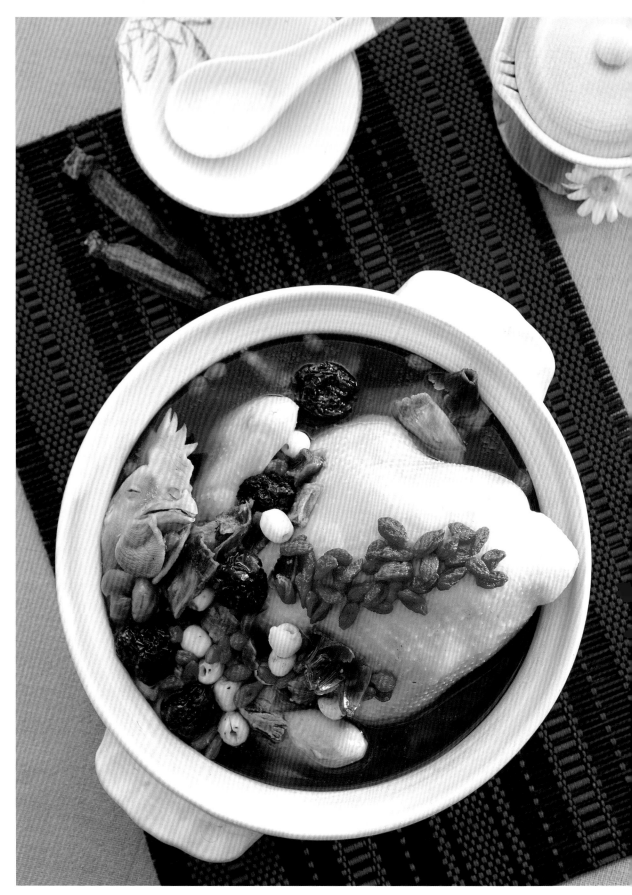

五寶養心雞

養心安神、補血益智、聰耳明目。病後調理、產後補養、老人保養，以及發育期間都適合。

 應用

▶ **藥材**

雞⋯⋯⋯ 1 隻（約重 2 斤）
桂圓肉⋯⋯⋯⋯⋯⋯⋯ 5 錢
黑棗⋯⋯⋯⋯⋯⋯⋯⋯ 10 枚
蓮子⋯⋯⋯⋯⋯⋯⋯⋯ 1 兩
枸杞子⋯⋯⋯⋯⋯⋯⋯ 5 錢
人參⋯⋯⋯⋯⋯⋯⋯⋯ 3 錢

▶ **食材**

薑⋯⋯⋯⋯⋯⋯⋯⋯⋯ 5 片
米酒⋯⋯⋯⋯⋯⋯⋯ 30cc
鹽⋯⋯⋯⋯⋯⋯⋯⋯ 適量

▶ **作法**

STEP 1
將雞去內臟、頭、爪，洗淨，腹部朝上放在大碗中。

STEP 2
人參、黑棗、蓮子、枸杞子以快水沖淨瀝乾、桂圓肉剝散，將這些材料散置在雞的四週，再加上薑片、米酒、鹽及清水蓋過雞肉。

STEP 3
盛入蒸籠，以大火燒沸，轉小火蒸 1 小時即成。

▶ **食用方式**
趁熱喝湯吃肉，雞肉可剁塊或剪開。

養生作用

桂圓肉、黑棗、蓮子、枸杞、人參都具補益作用，可改善氣血兩虛、臉色痿黃、唇色及指甲發白、胸悶氣短、心悸心慌、失眠多夢。搭配富含蛋白質、菸鹼酸的雞肉，能促進氣血循環、緩解虛勞，並對維持神經系統健康和腦機能正常有一定效果；也是病後產後體虛，或是老年衰弱者理想的滋補品。經常食用能增進食慾、補充營養、促進成長發育、增強體力、延緩早衰老化。

▶ **注意事項**
• 感冒發燒者不宜。

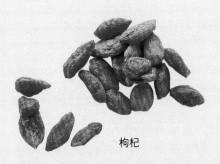
枸杞

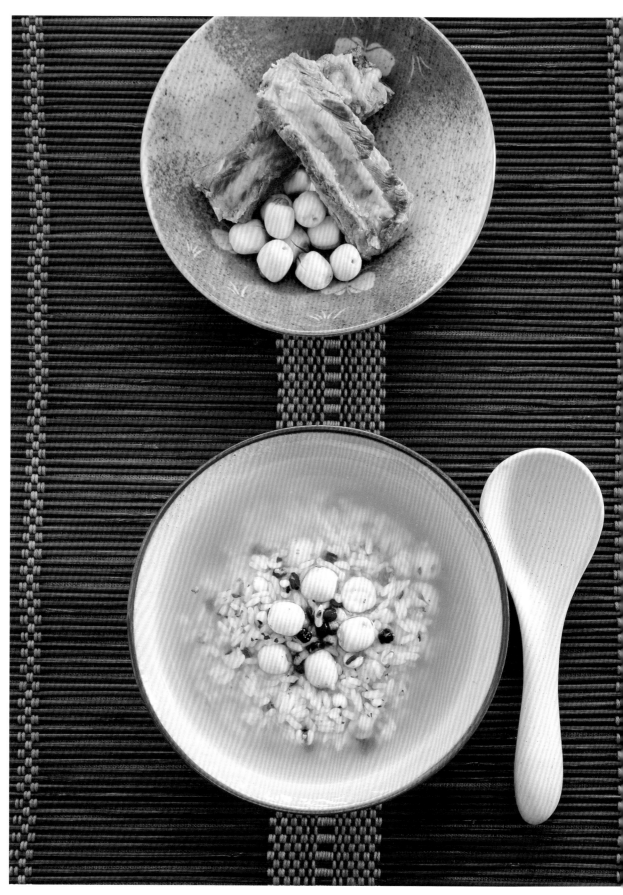

五仁益氣粥

調理氣血、滋養五臟，輔助食療心臟病、心律不整、頭暈目眩等。亦適用於用腦過度、虛煩失眠、神經衰弱、健忘恍惚者。

應用

▶藥材

柏子仁	2 錢
炒酸棗仁	2 錢
五味子	5 分
薏苡仁	1 兩
蓮子	2 兩

▶食材

白米 1 杯	(電鍋量杯)
豬肋骨	(帶少許肉)4 兩
鹽	適量

▶作法

STEP 1

柏子仁、炒酸棗仁、五味子，裝入紗布袋中，紮緊袋口。

STEP 2

薏苡仁、蓮子、白米淘淨；豬肋骨剁塊洗淨，入沸水 燙去血水，撈出沖淨。

STEP 3

將 **1**、**2** 材料放入鍋中，加 10 杯水熬粥，待米粒糜爛，撈棄紗布袋，加鹽調味即成。

▶食用方式

趁熱吃粥，可當正餐，亦適合當點心。

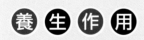
養生作用

柏子仁、炒酸棗仁、五味子、蓮子具有益氣生津、補腎寧心、舒緩緊張、助眠強記憶等作用；搭配煮粥不但補養心腎、溫暖脾胃，並有興奮中樞神經、抗心律失常、抗心肌缺血、促進新陳代謝、提高身體防禦力，提高人體排除廢物的效率，供應更多氧氣；平時容易頭暈、心悸、自汗、胸悶、呼吸困難、虛弱、疲勞等情況都可選食來調養。

▶注意事項

· 本粥品亦適合婦女失眠、心悸、盜汗、頭暈目眩、口乾舌燥、健忘、焦慮、不安等更年期症候群。

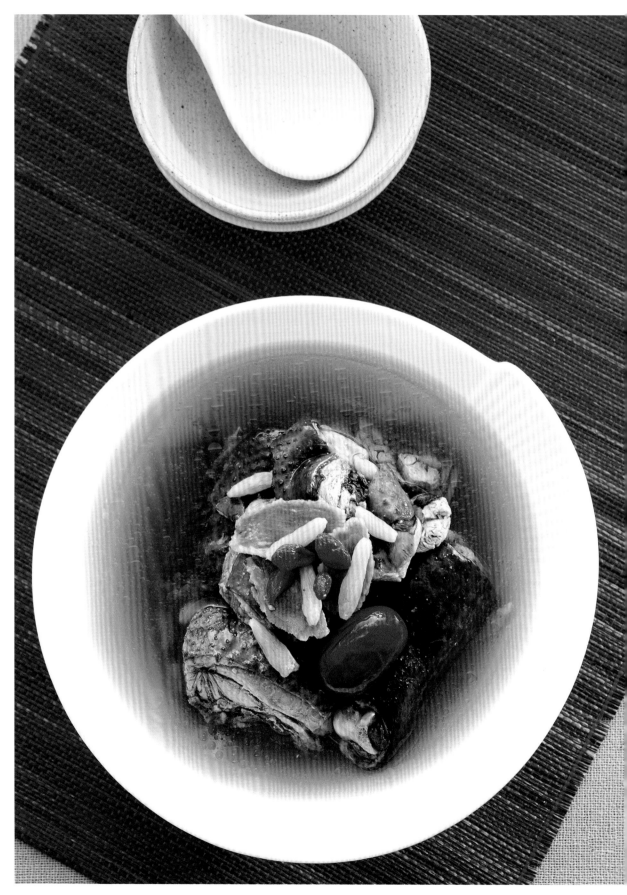

生脈烏雞湯

滋補元氣、補虛益腎、養心安神。適宜心臟病、神經衰弱、心律失常、低血壓者食用。

應用

▶ 藥材

人參	3 錢
麥門冬	3 錢
五味子	1 錢
枸杞子	5 錢
紅棗	10 枚

▶ 食材

烏骨雞肉	1 斤
鹽	適量

▶ 作法

STEP 1

烏骨雞肉剁塊洗淨,入沸水汆燙去血水,撈起沖淨。

STEP 2

紅棗以刀背拍裂,去籽。

STEP 3

將以上藥材放入鍋中,加水至淹過材料,以中火煮開,轉小火慢煮約 40 分鐘,加鹽調味即成。

▶ 食用方式

趁熱食用,當正餐或點心湯品皆宜。

養生作用

人參益智安神、生津止渴、抗疲勞,具有雙向調節作用,可調補血虛氣弱、肢體倦怠、脈搏微弱,並增強免疫力,是滋補上品。五味子、麥冬,養心潤肺,強化心肺動力,改善倦怠氣虛、咽乾口渴。搭配滋陰補氣效果佳的烏骨雞,能開胃口、促進成長發育,對虛勞羸瘦、心悸氣短、脈搏乏力、虛弱喘咳有效,以至於性功能失調、婦女受孕難都適合。

▶ 注意事項

· 烏骨雞含豐富鐵質,且脂肪及油脂成分比較少,適合作煲湯之用,對貧血、瘦弱、腎虛、發育不良者有較好的補益作用。

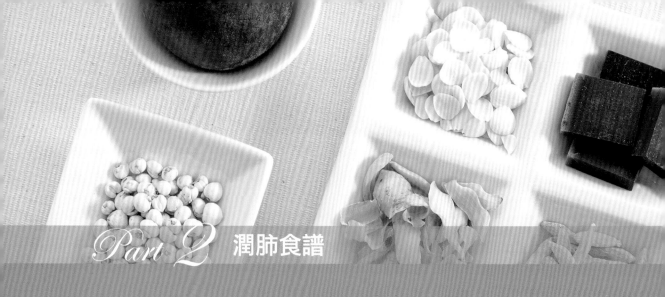

肺藏魄，肺氣充盈
才能百邪不侵。

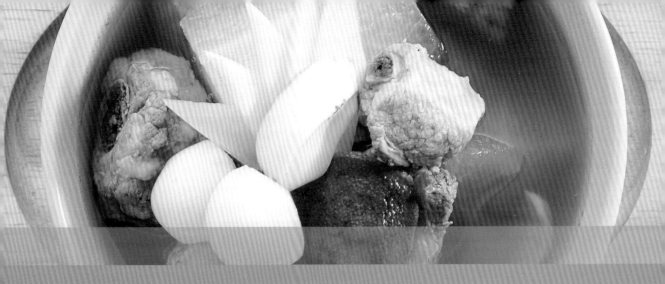

肺臟是心臟的副手,被稱為「相傅之官」。因為肺臟具有宣發肅降與對外呼吸的本領,幾乎有關全身的體氣交換、氣血循換、水液代謝、津液舒布等各種事務,心臟都要仰賴肺臟的輔佐處理,是上至呼吸,下至排泄通通包辦,全由肺臟治理調節。

肺與大腸關係密切,中醫問診時必問二便,就是要藉此了解心肺功能。排便不暢的人,可能是肺氣不足,而便秘者,也會反映在皮膚上,而顯得肌膚暗沉,缺乏光澤,或是長滿青春痘等。培養好固定的排便習慣,可以讓肺與肌膚都少受池魚之殃。

白色食物養肺

在五色裡,肺對應的是白色。銀耳、秋梨、百合、蓮藕、甘蔗、白蘿蔔等,都是標準的白色養肺食物。其中銀耳被稱為「窮人的燕窩」,更是養肺的箇中極品。

辛味食物補肺

在五味裡,肺對應的是辛,當皮毛裡有邪氣的時候,辛能將之發散出去,而幫了肺的大忙。辛味的食物包含了絕大對數的調味料,蔥、蒜、辣椒、胡椒、芥末、薑、洋蔥、韭菜、香菜等。

最佳養護時節

肺為金,在季節屬秋,秋季是最適合補養肺的季節。

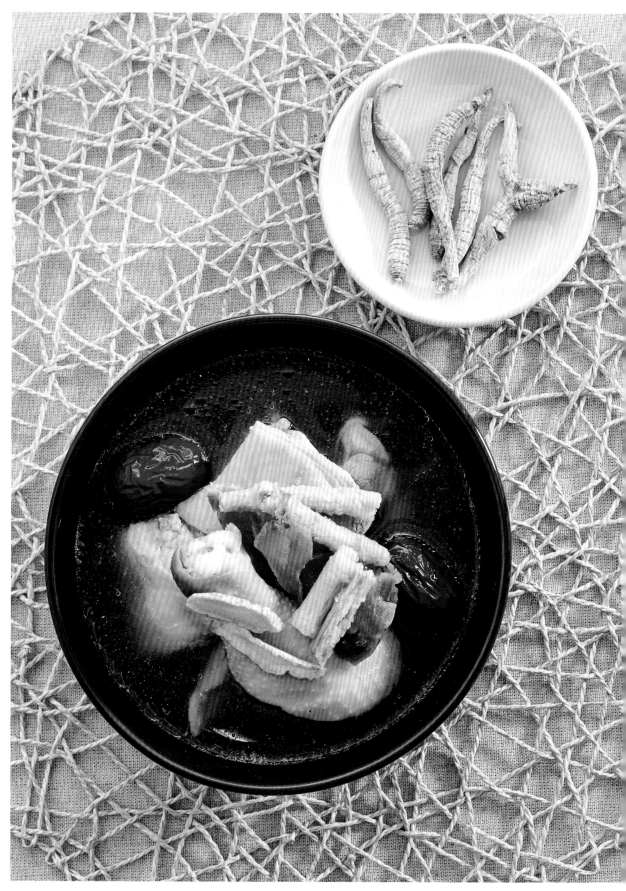

玉參養肺湯

滋陰潤肺、清熱止咳、生津止渴

 應用 適用於肺熱咳嗽、煩躁口渴、皮膚乾燥、過敏性體質者。

▶ **藥材**

西洋參	5 錢
北沙參	8 錢
玉竹	8 錢
紅棗	15 枚

▶ **食材**

雞腿兩支	（約 1 斤）
鹽	適量

▶ **作法**

STEP 1

雞肉洗淨剁塊，入沸水氽燙去血水，撈起沖淨。

STEP 2

紅棗以刀背稍加拍裂。

STEP 3

將以上材料盛入燉鍋，加水至蓋滿材料，以中大火煮開，轉小火慢燉 40 分鐘，加鹽調味即成。

▶ **食用方式**

熱食，可搭配白飯進食。

養 生 作 用

 北 沙參擅長清肺熱、消炎祛痰；玉竹能抗菌止咳、解煩熱口渴。搭配燉煮雞湯，養陰潤肺，可提高免疫力，防禦風寒流感，治燥咳、慢性支氣管炎、化痰止咳效果佳。同時，肺主皮毛，肺熱燥，皮膚就變乾燥粗糙，玉竹富含維他命 A 和黏液質，有柔膚、防皮膚過敏的作用；此湯品兼具潤肺養顏效果。

▶ **注意事項**
- 感冒發燒者不宜。

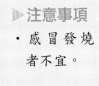

北沙參

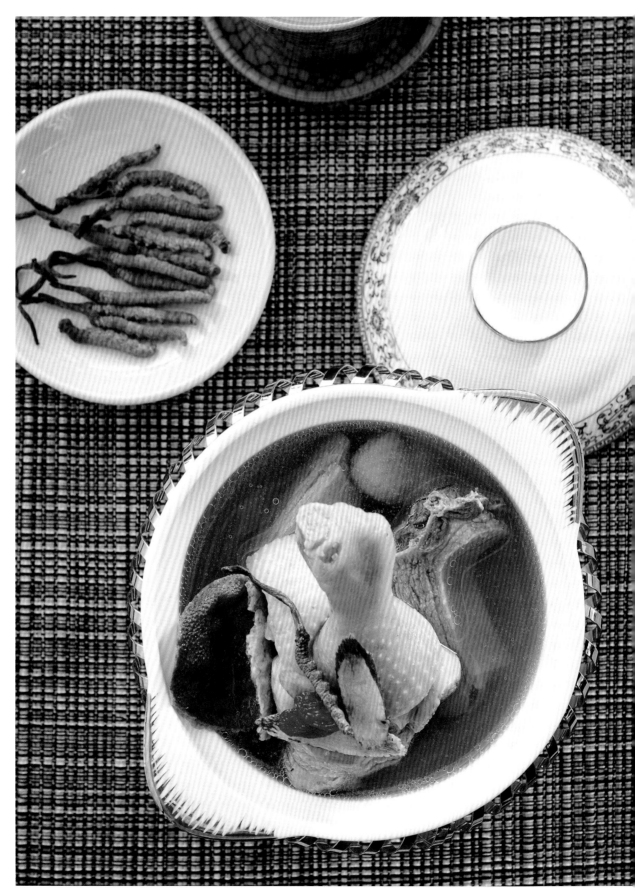

蟲草益肺湯

滋肺補腎、調理虛損、
益精止嗽、利水消腫。

 應用　體質虛弱、老年機能體能退化、過度勞心勞力，以致虛勞咳喘、體力不支、容易疲累者；或是腎氣不足、陽氣虛損而久虛不振、陽痿遺精、腰膝軟弱、自汗盜汗、月經失調、月經量少者；或是少年青春期轉骨緩慢、第二性徵不明顯者都適合以此湯品調理。

▶ **藥材**

冬蟲夏草	2 錢
黃耆	5 錢
枸杞子	5 錢
廣陳皮	2 錢

▶ **食材**

雄鴨肉	1 斤
米酒	50cc
生薑	5 片
蔥白	1 兩
鹽	適量

▶ **作法**

STEP 1

鴨肉洗淨剁塊，入沸水汆燙去血水，撈出以清水沖淨。

STEP 2

將以上材料盛入燉鍋，加水至蓋滿材料，以中大火煮開，轉小火慢燉 1 小時，加鹽、酒調味即成。

▶ **食用方式**

可為滋補品單獨食用，或於正餐配飯食用。

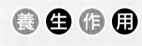 **養生作用**

冬蟲夏草是真菌與蟲體的複合體，為名貴的滋補中藥材，含蟲草酸、蟲草素及多種氨基酸，能調降血壓、抗菌、鎮靜，並提高機體免疫力，還有一定的抗腫瘤作用。鴨子富含蛋白質、菸鹼酸，滋陰養血、利水消腫、緩解疲勞，促進血液循環，維持神經正常作用。蟲草搭配鴨肉燉補，能補充營養、補益肺氣、提振腎陽、促進發育，改善身瘦羸弱、久咳、自汗、陽萎、神疲食少、發育緩慢。

▶ **注意事項**

• 鴨肉營養豐富，但具有發性，過敏性體質者慎食。

• 冬蟲夏草產量少，物珍價高，要謹慎選購（可用北蟲草 1 兩代用之）。

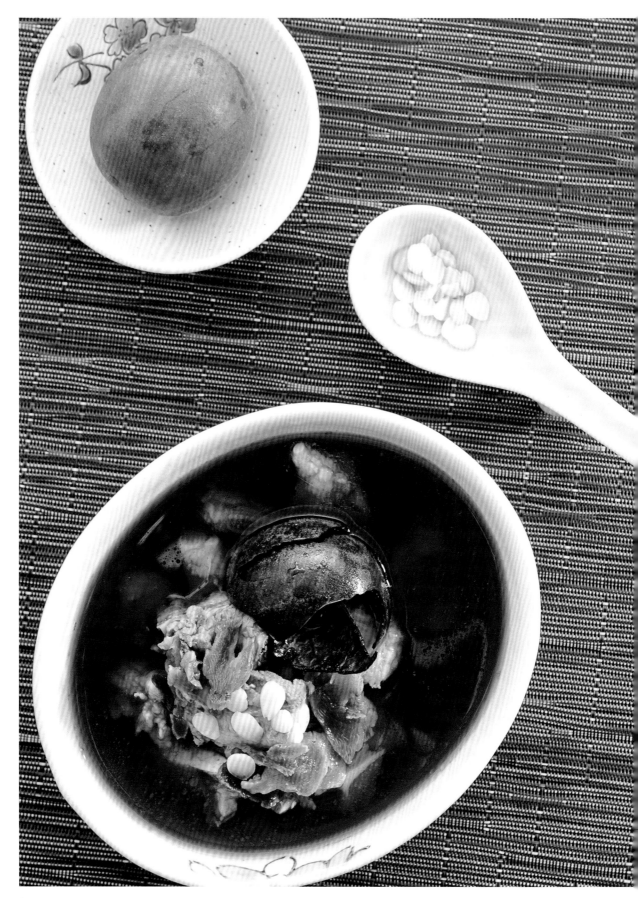

羅漢玉杏湯

潤肺止咳、滋陰袪燥、
清嗓化痰。

應用 適合在氣候乾燥以及四季交換，特別是夏秋交替、秋燥易傷肺氣之際經常食用，可滋陰潤肺、除燥養肺宗氣。

▶ **藥材**

羅漢果	1 顆
玉竹	8 錢
杏仁	5 錢
紅棗	10 枚

▶ **食材**

排骨	1 斤

▶ **作法**

STEP 1

排骨入沸水中汆燙去血水，撈起沖淨，和以上藥材一起盛入鍋中，加水至淹過材料。

STEP 2

以中大火煮開轉小火慢燉 60 分鐘。

▶ **食用方式**

熱食，可為滋補品，亦適合正餐配飯食用。

  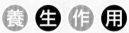

養 生 作 用

羅漢果甘、涼，清熱潤肺，滑腸通便效果佳；玉竹養陰潤燥、生津止渴，能降肺熱及胃火；杏仁潤肺、平喘止咳，也消食積、散滯氣、潤腸通便。配伍燉食，對肺火燥咳、咽痛失音、腸燥便秘有一定效果，並有調降血脂和血糖的作用。經常咽乾舌燥、喉癢乾咳、聲音沙啞、肺熱口臭如腐臭味者，腹脹腸氣、宿便不通者，都適合經常食用。

▶ **注意事項**

• 腸胃虛弱，經常腹瀉者，不宜多食。

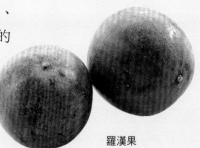

羅漢果

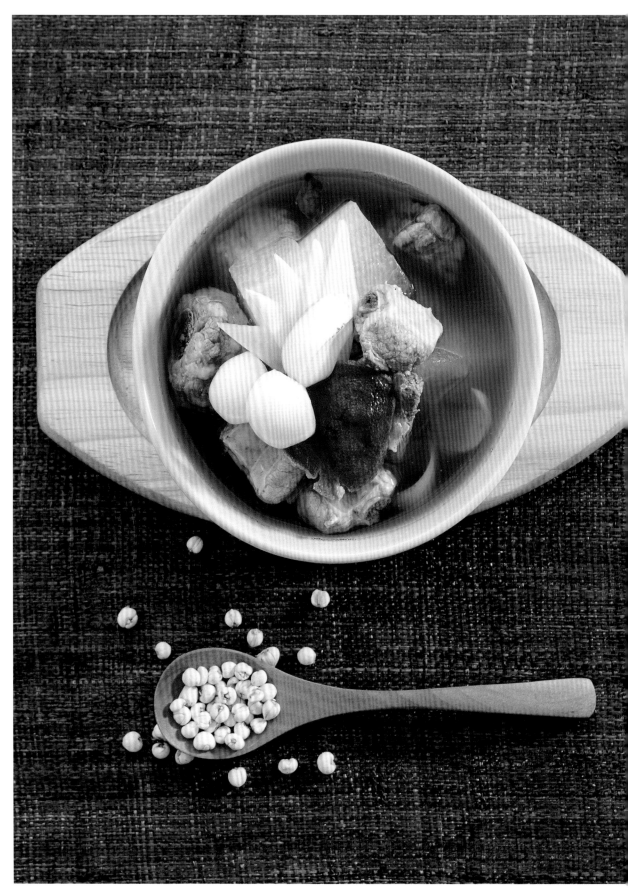

貝母清肺湯

清肺止咳、順氣定喘、
除煩止渴、止渴利尿。

應用 此湯品清肺熱、除煩躁，很適合夏天食用，尤其是在溽熱烈日下，如機車族、外勤族需在外日曬、呼吸汙濁空氣者，多食用此湯品，能促使肺中廢氣排出。

▶藥材
川貝 …………………… 3 錢
枇杷葉 ………………… 5 錢
百合 …………………… 5 錢
甘草 …………………… 1 錢
廣陳皮 ………………… 3 錢

▶食材
排骨 …………………… 8 兩
冬瓜 …………………… 8 兩
薑片 …………………… 3 片
鹽 …………………… 適量

▶作法
STEP 1
川貝、枇杷葉裝入棉布袋中備用。

STEP 2
排骨入沸水中汆燙去血水，撈起沖淨，盛入鍋中。

STEP 3
冬瓜削皮去籽，洗淨切塊，盛入鍋中，放入薑片、藥材，加水至蓋滿材料，以中大火煮開後，轉小火慢煮 40 分鐘，加鹽調味即成。

▶食用方式
可於正餐配飯食用。

養生作用

川貝、枇杷葉具清肺熱、降肺火、化痰積、止咳嗽效果，搭配冬瓜煮食，適合肺熱久咳、痰濃、慢性支氣管炎等症狀，可清熱除煩、通利小便、清暑降火、止胃氣嘔逆，舒緩口舌生瘡、口臭重、口渴、便秘等症狀。

▶注意事項
- 川貝、枇杷葉、冬瓜都適合肺熱所生之症狀，不適合瘦弱體虛、胃寒腹瀉的人食用。

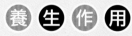

川貝

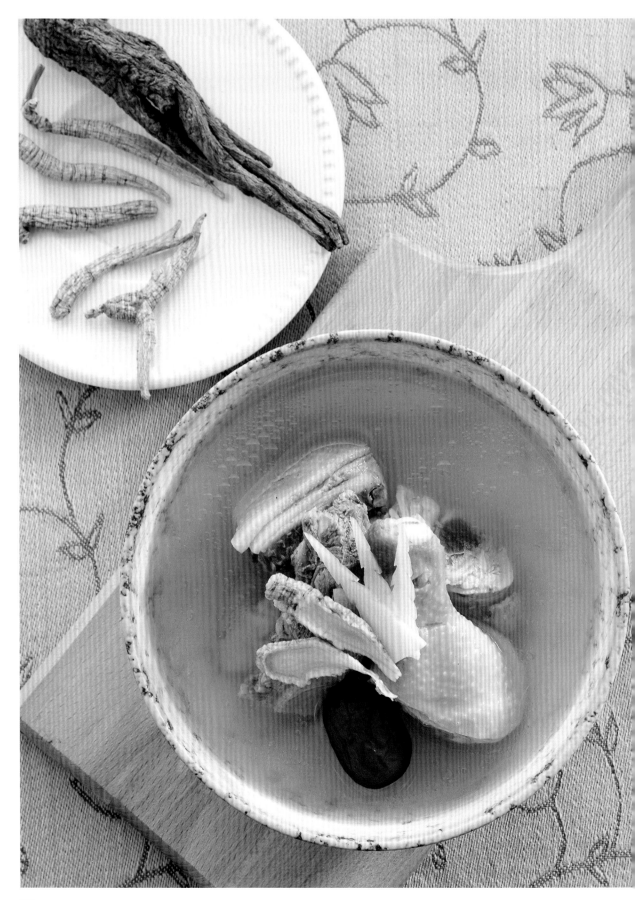

粉光養肺湯

養陰清熱，生津益肺，
提神抗勞，促進發育。

應用 此湯品營養豐富，適合肺氣不足、哮喘、久咳、疲乏無力，可增強身體免疫機能，幫助生長發育、抗衰老及維護呼吸系統健康。

▶ **藥材**

雞腿 1 支……（約 8 兩）

粉光參……………… 5 錢

當歸 ……………… 3 錢

紅棗 ……………… 10 枚

▶ **食材**

生薑 ……………… 3 片

鹽………………適量

▶ **作法**

STEP 1

雞腿洗淨、剁塊，入沸水汆燙去血水，撈起沖淨，盛入鍋中。

STEP 2

紅棗沖淨，以刀背稍微拍裂。

STEP 3

將粉光、當歸、紅棗都放入鍋中，加水至蓋過材料。

STEP 3

以中大火煮至湯滾後，轉小火慢燉 40 分鐘，加鹽調味即成。

▶ **食用方式**

熱湯食用，可搭配正餐或當點心。

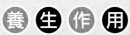 **養生作用**

粉光參又稱花旗參、西洋參，含有多種皂苷、氨基酸、微量元素及多醣體，可調節免疫力、促進成長發育、抗老防衰抗疲勞，並減緩過敏性體質，如過敏性鼻炎，慢性支氣管炎，哮喘，異位性皮膚炎的症狀。搭配當歸、紅棗燉雞湯，凡氣虛久咳、體力不濟、食慾不振、發育不全、貧血和手足冰冷者；或是用腦過度、精神過勞、體力透支、睡眠不足，經常食用都可提振精神、增進體力。產後虛弱、精力衰退、手術後調養，以及季節性的身體不適，也都適合食用。

▶ **注意事項**

• 有腸胃發炎現象者，不適宜。

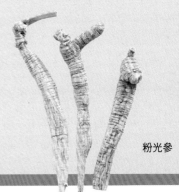

粉光參

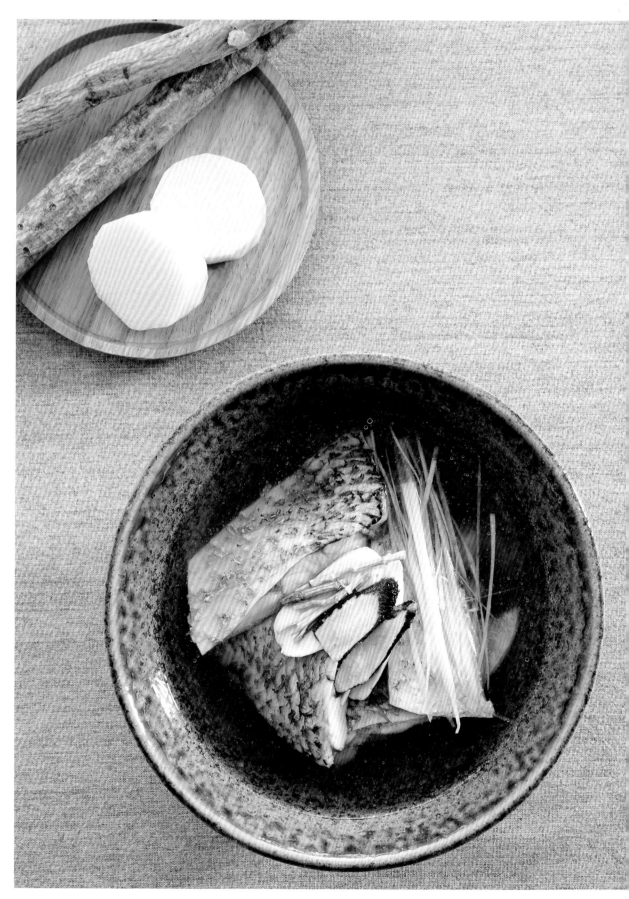

黃耆滋肺湯

補益肺臟、清熱潤燥、利尿消腫。

應用 黃耆有補中益氣之功效，最適合體況是「虛不受補」的人食用，與寒性的茅根配伍，能使湯品性味和緩，除了脾胃十分虛寒，長期腹瀉者，不宜常吃多吃之外，大多數人都適合食用。

▶藥材

黃耆	6 錢
當歸	1 錢
茅根	3 錢
甘草	1 錢
懷山藥	4 錢

▶食材

鮮魚片	8 兩
生薑絲	適量
米酒	1 大匙
鹽	適量

▶作法

STEP 1

將以上藥材盛入鍋中，加 800cc 水煮沸，轉小火煮至約剩 500cc 湯汁。

STEP 2

轉中火讓湯汁微沸，入魚片、薑絲，煮至魚片熟軟滑嫩，加酒、鹽調味即成。

▶食用方式

適合配飯吃；亦可酌加麵線煮成麵線魚片湯，當正餐或點心。

養生作用

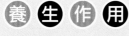

黃耆甘溫，含多醣體、膽鹼及多種氨基酸，益肺氣抗病菌，能調節免疫系統功能，增強抗病力，適合調理經常性感冒、哮喘和呼吸急促等。也適合調治脾虛腹瀉、疲勞、自汗和食慾減退。茅根甘寒，擅長清熱利尿，改善小便不利、水腫及濕熱黃疸等。搭配煮魚湯，更見清除肺熱、利尿消腫、補氣祛勞、開胃助食之效果。

▶注意事項

· 脾胃虛寒，長期腹瀉者，不宜多食。

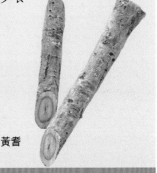

黃耆

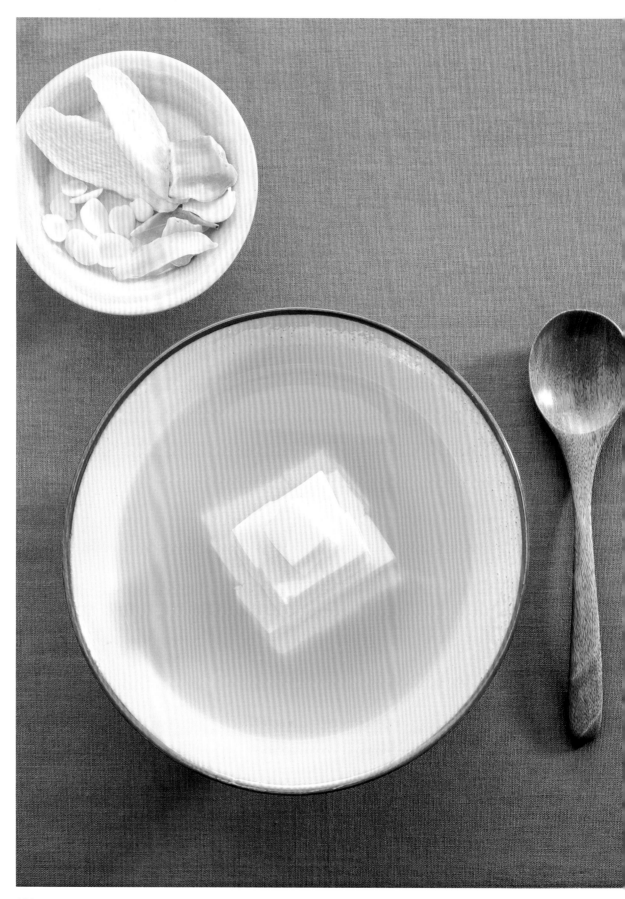

百合益肺湯

補益肺氣，止咳助眠，滋養美膚。

應用 此甜湯可舒緩肺燥咳嗽、痰黃濃、咽乾音啞，及慢性支氣管炎。

▶藥材

百合 ····················· 1 兩
山藥 ····················· 1 兩
杏仁 ····················· 5 錢

▶食材

豆腐 ····················· 1 盒
雞蛋 ····················· 1 個
冰糖 ····················· 適量

▶作法

STEP 1

將以上藥材盛入鍋內，加 1000cc 水煮沸，轉小火煮至 500cc。

STEP 2

雞蛋打成蛋汁，加入藥汁拌勻，同時加冰糖調味。

STEP 3

豆腐切小塊，加入甜湯中加熱即成。

▶食用方式

冷天適合熱食，盛夏可溫涼食用，當早餐或點心都適宜。

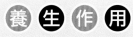養生作用

百合、山藥、杏仁都是滋陰潤肺佳品，可宣肺化痰，調理陰虛久咳、虛煩失眠、燥擾恍惚，能安神助眠、強健肺呼吸功能，維護支氣管健康；同時具有美白肌膚、延緩老化、淡化痘斑效果。

▶注意事項

• 百合、山藥宜宣肺化痰，但不適用於風寒、痰稀白、鼻涕清之症狀。同時，湯頭不宜過甜，以免生痰，反失療效。

百合

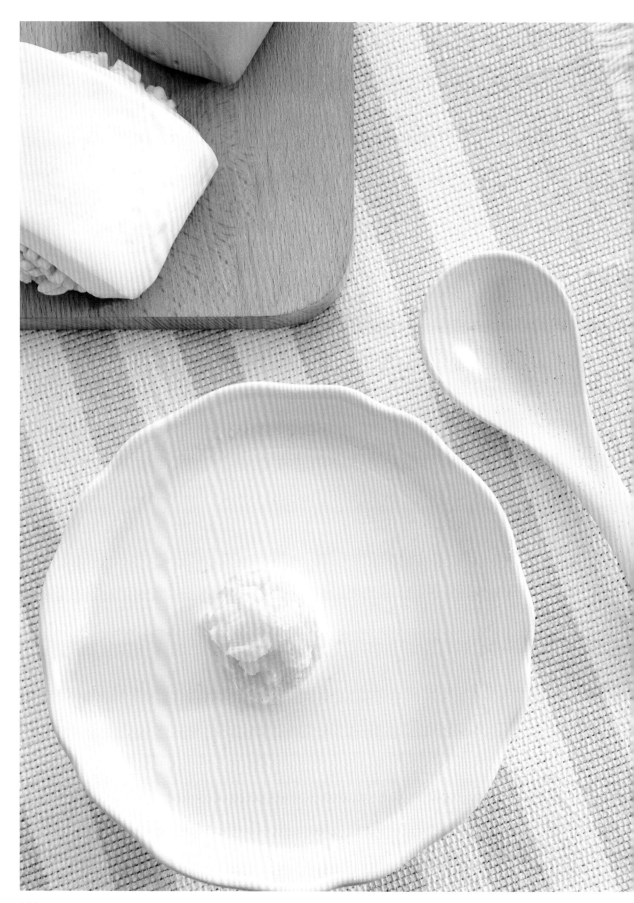

麥糖銀耳漿

益氣和中，補虛潤燥，甘潤益肺。

應用 肺虛氣喘，容易疲倦乏力，懶的說話，或說話音弱尾音不足，咳嗽但多乾咳無痰者都適合適量飲用，但不宜加太多糖類，否則更生痰、更引咳。腸燥排便困難、皮膚乾燥粗糙、膚齡大過實際年齡、更年期症狀明顯，午後常潮熱、兩顴發紅者都適合。

▶ **藥材**

銀耳 .... 3 錢
麥芽糖 .... 5 錢

▶ **食材**

豆漿 .... 500 cc

▶ **作法**

STEP 1
銀耳沖淨，以清水泡發、去蒂，剁細，加 200cc 水熬至黏稠。

STEP 2
豆漿以小火煮沸，加入銀耳汁、麥芽糖攪拌煮化即成。

▶ **食用方式**

可當早餐飲料或下午茶飲品，搭配燒餅或饅頭等碳水化合物食品。每天 300 ～ 500cc，分次喝，一次不宜太多，未喝完者要冷藏。

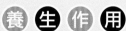 養生作用

豆漿富含優質蛋白質、維他命 A 及 B 群、大豆皂苷、異黃酮、卵磷脂，及鐵、礦物質等有益健康的物質，可調節人體膽固醇、血壓值，防範冠心病、糖尿病等疾病，並緩和更年期潮熱、皮膚乾燥、口乾口渴等症候群。銀耳含多醣體、植物性膠原蛋白、礦物質及膳食纖維，能活絡淋巴細胞，增進造血功能，搭配豆漿，能可助胃腸蠕動，減少脂肪吸收，增強免疫力、延緩人體老化速度。

▶ **注意事項**

• 豆漿微寒、滑利，體虛胃寒、經常腹瀉、胃脹腸氣，或是喝了會胃悶、反胃、溢酸，以及夜間頻尿、性功能失調腎虛有遺精早洩現象的人都不宜。

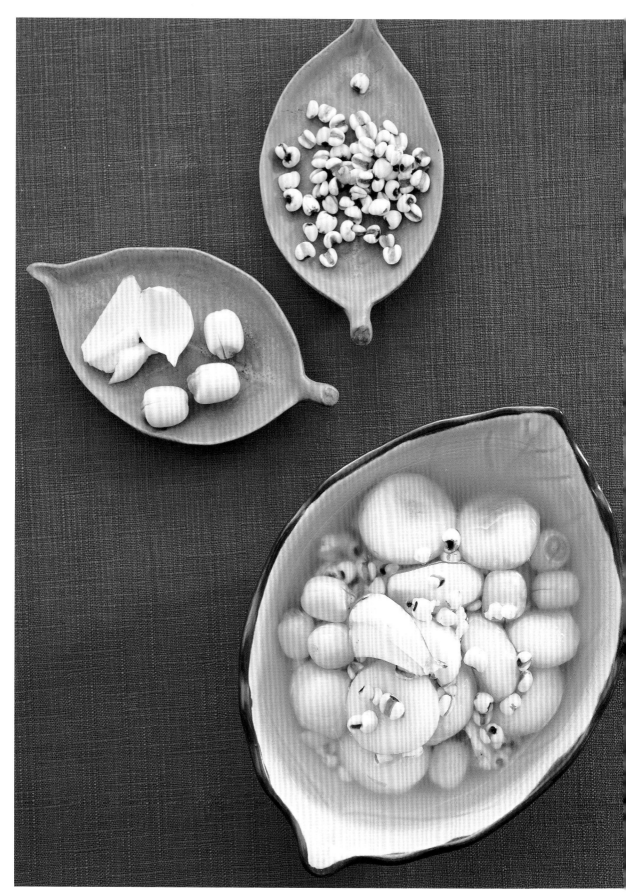

百合清肺粥

滋補安神、益脾潤肺，
止咳定喘、清熱解煩。

應用 此甜品具養陰潤肺、清心安神、清熱消暑作用，對肺熱咳嗽、煩躁不安、食慾不佳、淺眠多夢、精神恍惚等現象，有一定的舒緩效果；夏天溽熱卻汗出不暢、氣喘乏力、食慾差者，適合食用冰品，以清暑解熱；冬天則適合溫熱食用，以滋陰潤肺、提升睡眠品質。

▶ **藥材**

薏仁 ⋯⋯⋯⋯⋯⋯ 60 克

▶ **食材**

新鮮百合 ⋯⋯⋯⋯⋯ 60 克
新鮮荸薺 ⋯⋯⋯⋯⋯ 60 克
新鮮蓮子 ⋯⋯⋯⋯⋯ 60 克
冰糖 ⋯⋯⋯⋯⋯⋯ 適量

▶ **作法**

STEP 1
百合剝瓣、洗淨；荸薺削皮、洗淨、切丁塊。

STEP 2
蓮子洗淨，薏仁淘淨、以清水泡 30 分鐘。

STEP 3
薏仁、荸薺先下鍋，加 1000cc 水，煮至薏仁米粒半開。

STEP 3
加入蓮子煮 15 分鐘，最後下百合續煮 5 分鐘，加冰糖煮化拌勻即可。

▶ **食用方式**
冷、熱食用皆宜。盛夏，冰鎮後食用可解暑清熱。一次不宜過量。

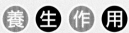

養生作用

百合潤肺止咳、清心安神，荸薺清肺解熱、止渴化痰、利尿消積，蓮子清血散瘀、安神助眠，薏仁利尿、祛痰、消炎止痛；搭配煮食，擅長調理肺熱久嗽、虛煩驚悸、失眠多夢、神志恍惚，腳氣浮腫；對男子遺精、滑精，婦女月經過多、分泌物多亦見效果。

▶ **注意事項**

• 此湯品以冰糖調味，更補強和胃潤肺、補中益氣的功效；但血糖高、糖尿病者不宜。

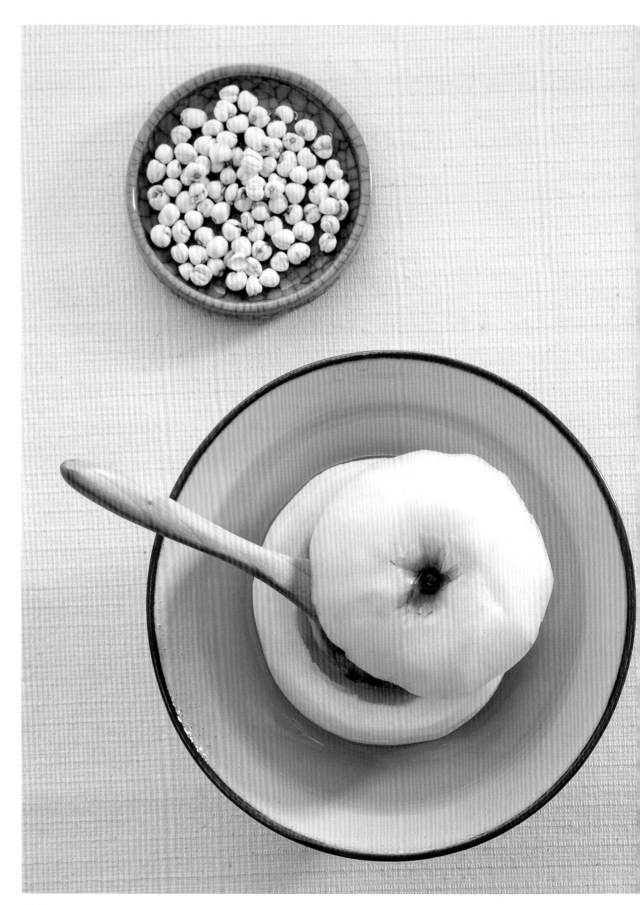

川貝蒸梨盅

潤肺消痰，
降火除熱，
生津止渴。

 應用

肺燥咳嗽而痰濃、流濃涕、甚至痰中有血絲者，此品有清熱降火、潤燥止渴良效；秋老虎肆虐之季，以此品保養，能防禦秋燥傷肺。同時，肺與大腸互為陰陽表裡，潤肺即兼具潤腸作用，一併預防腸燥便秘。

▶ **藥材**

川貝母……………… 10 克

▶ **食材**

水梨 …… 1 個 (約 200 至 250 克)
冰糖 ………………… 適量

▶ **作法**

STEP 1
川貝母沖淨，加清水蓋過材料，浸泡 30 分鐘。

STEP 2
梨子沖淨，從蒂頭橫切約 1 公分厚果肉，留待當蓋子。

STEP 3
挖去梨核，將 1. 的川貝母連同水一起倒入梨中，加冰糖，蓋上蒂蓋，盛入瓷盅，蒸 1 小時即可。

▶ **食用方式**

溫熱食用，可分 2 次食用，每天 2 次。

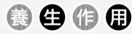 養生作用

川貝母味甘、微寒，有宣肺化痰、清熱止咳良效。梨子甘中帶酸、性涼，有生津潤燥、清熱化痰效果。兩者搭配可舒緩肺燥乾咳、聲音沙啞、喉嚨腫痛、口乾舌燥、氣喘胸悶、痰黃黏稠、腸燥便秘等症狀。也適合「發聲族」如教師、播音族、業務人員當作潤喉、清嗓、美聲的保健食品。

▶ **注意事項**

・川貝母、梨子性都偏涼，不適合風寒咳嗽、痰白稀、流清涕等症狀。體虛氣弱、手腳冰冷、容易腹瀉、過敏性體質者亦不適合。

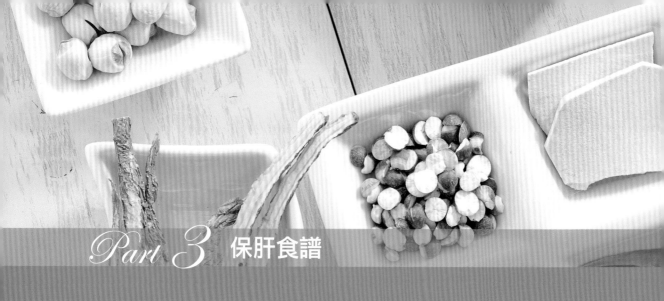

肝藏血，身體虛弱歸究於氣血不足。

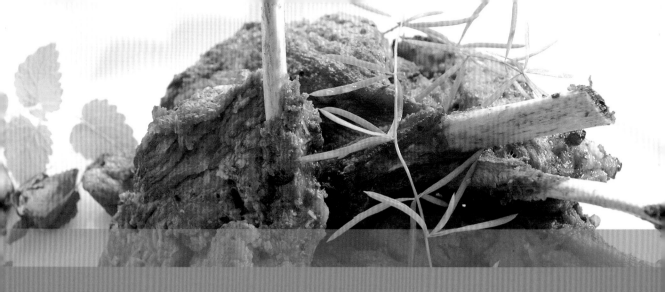

　　肝臟是「將軍之官」，意指當全身的血液分配需要協調時，就由他出馬處理，而分配不均時難免有怨言，肝臟也要負責疏通氣機，正因為他負有協調權，所以藏血的金庫就放在肝臟那裡，以便於周轉。肝負有氣機疏通的功能，而與情緒關係密切。

　　肝氣不暢時：人容易顯得鬱悶，這個時候多吃點溫性的食物，有利於肝膽的疏泄，例如：香菜、香椿、韭菜、青椒、辣椒。

　　肝陽偏旺時：人容易著急、發脾氣，就得吃些具有收斂性質的酸性食物或水果，平平肝火，例如：烏梅、山楂、檸檬、番茄、橘子、柳丁、柚子、木瓜、甘藍、芹菜、油菜等。

綠色食物養肝

肝對應的色彩是青，也就是所有的綠色食物都能幫助養肝。例如：菠菜、花椰菜、綠豆等。另外，由於肝藏血的原故，凡與血有關之症也應當要想到心，所以助心的紅色食物對肝也會有助益。

酸味食物養肝

肝對應的五味是酸，也就是酸味是入肝的，許多治肝藥就會挑選帶有酸味的藥材，以便達到歸經的效果。平日吃點酸的食物，例如：山楂、橘子、葡萄等，平日喝喝果醋飲品，對肝都有好處。

最佳養護時節

肝屬木，被視為春季要特別照顧的臟腑。

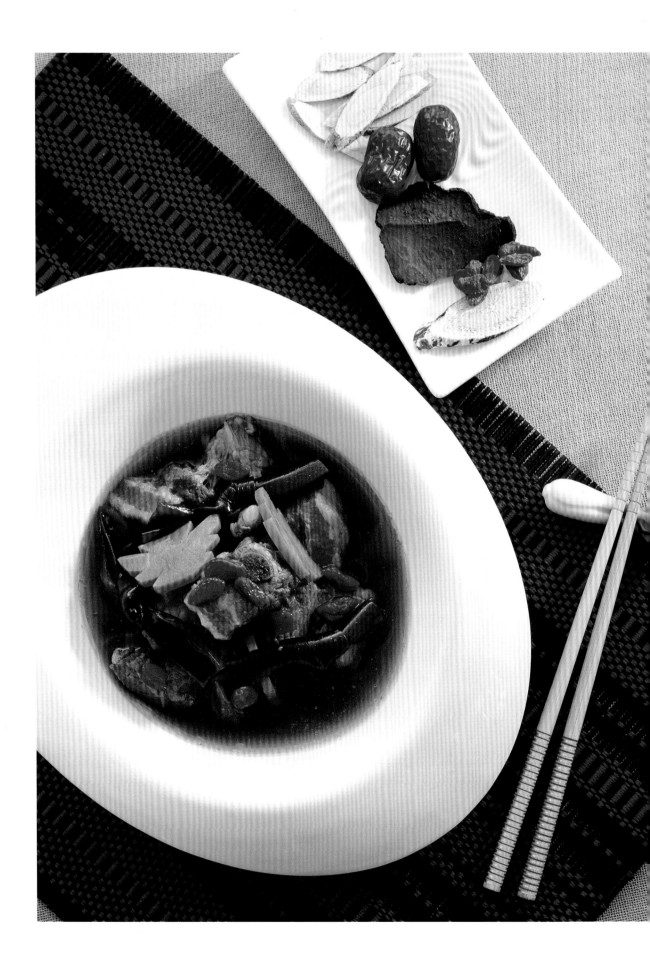

明目保肝湯

清肝明目，保肝排毒，
提升體能。

 應用 雙眼為肝臟之外候，肝開竅於目，肝氣通於目，肝和則能辨五色；此湯品
清肝明目，能調和肝氣、維護肝功能，適合因肝火上亢而眼視不清、頭暈
頭痛等症狀，尤其是火氣大、脾氣急、口臭重、眼紅赤者更適合經常食用。

▶ 藥材

黃耆	5 錢
決明子	5 錢
桑葉	3 錢
甘草	1 錢
枸杞子	5 錢
紅棗	10 枚

▶ 食材

排骨	1 斤
胡蘿蔔	1 條
海帶結	2 兩
生薑	3 片
鹽	適量

▶ 作法

STEP 1

排骨入沸水汆燙去血水，撈起沖淨。

STEP 2

紅棗以刀背拍裂；胡蘿蔔削皮洗淨，滾刀切塊；海
帶結沖淨。

STEP 3

將以上材料盛入煮鍋，加水至蓋過材料，以中大火
煮沸。

▶ 食用方式

熱湯食用，可搭配白飯進食。

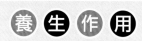

黃耆為藥中耆老，補益肝陽效果佳，能振奮
陽氣，提高免疫功能；決明子清肝明目，
潤腸通便，改善眼紅澀痛；桑葉疏散風熱，調
和肝陽。配伍益肝食物胡蘿蔔、海帶來燉煮排
骨湯，補強保肝效果，強化肝臟機能，保持組
織及器官表層健康防範外邪入侵，提高抗病力，
並醒神明目，改善勞倦及虛弱性引起的疾病。

▶ 注意事項

• 適逢考季、工作壓力大、
容易緊張、情緒容易失控
時，可以 3 至 5 天配食一
次。

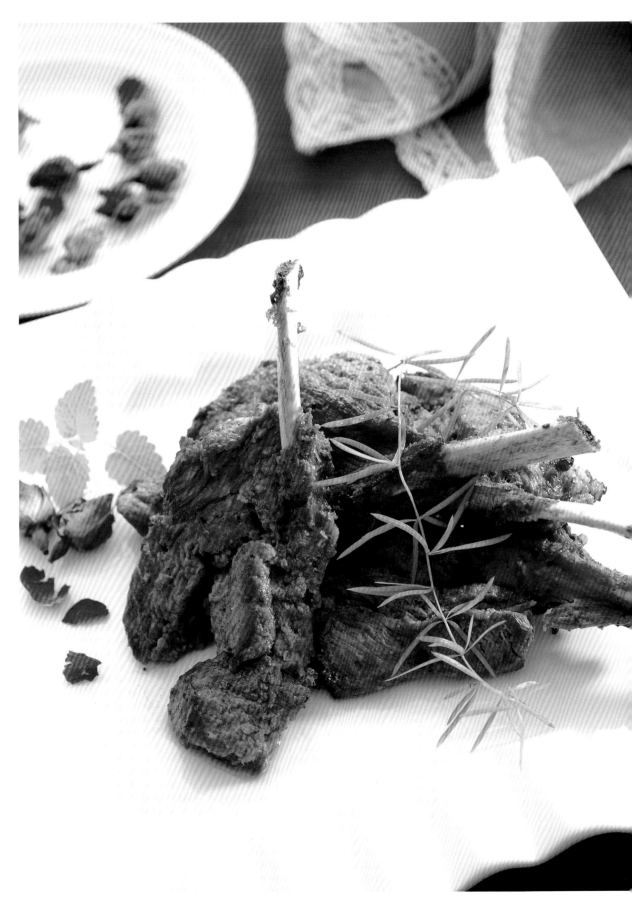

玫瑰煎羊排

疏肝解鬱、養心安神、調經理帶。

應用　肝主藏血，甘溫的玫瑰羊排能補養氣血，協助肝氣提升，紓解肝鬱氣結、調節心血虧虛，並改善驚悸失眠、鬱悶不樂。

▶ **藥材**

乾品玫瑰花蕾…… 30 朵

▶ **食材**

小羊排……………… 5 片

鹽…………………適量

▶ **作法**

STEP 1

將玫瑰花、食鹽放入小鍋內，加 150cc 水，中火煮開轉小火熬煮 5 分鐘，待冷卻備用。。

STEP 2

平底鍋加少許油以中火煎羊排，邊煎邊蘸玫瑰鹽水塗在肉上，煎至熟嫩即可。

STEP 3

可蘸薄荷醬、孜然粉食用。

▶ **食用方式**

煎熟即趁熱食用。

養生作用

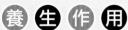

玫瑰花味甘微苦、性溫，是疏肝理氣、抗憂解鬱、活血散瘀和調經止痛良品；能溫養心肝血脈、疏散鬱氣，具鎮靜、安撫、抗鬱功效。可調節女性在月經前或生理期情緒上煩躁，並消除疲勞、穩定情緒，排解工作和生活壓力。搭配羊肉煮食，促進氣血循環，調理虛勞羸瘦、腰膝痠軟、產後虛冷、產後憂鬱，以及經帶不順。

▶ **注意事項**

· 玫瑰花最好不要與茶葉泡在一起喝。因為茶葉中有大量鞣酸，會影響玫瑰花舒肝解鬱的功效。此外，由於玫瑰花活血散瘀的作用比較強，月經量過多的人在經期最好不要飲用。

玫瑰花

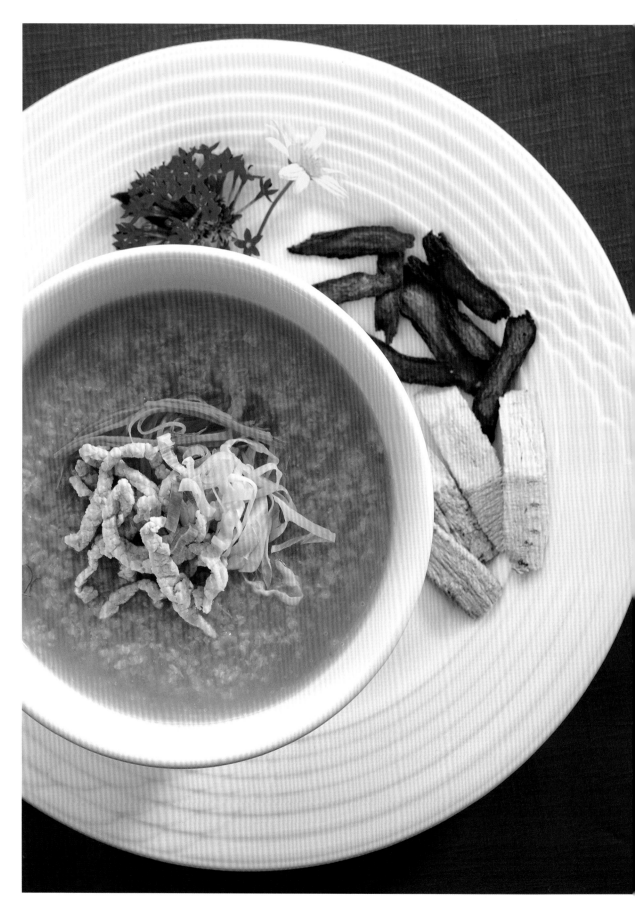

悅肝鹹肉粥

疏肝養血，清熱解毒，理氣止痛。

 應用　肝火上亢、口臭及體味重，輕度黃疸，睡不安穩、淺眠多夢；肝血不營、月經量少、瘀滯不通、經痛；心煩、情緒不穩、抑鬱寡歡，食少虛弱、氣短心悸、容易疲倦，以及血絡不通、筋骨痠痛者都適合食用。

▶藥材

虎杖 ……… 2 錢
三七 ……… 1 錢
黨參 ……… 3 錢
丹參 ……… 3 錢
炒麥芽 …… 3 錢
牛膝 ……… 2 錢
柴胡 ……… 2 錢
甘草 ……… 1 錢

▶食材

白飯 ……… 1 碗
豬肉 ……… 3 兩
高麗菜 …… 2 兩
胡蘿蔔 …… 1 段
蔥花 ……1 大匙
鹽 ………… 適量

▶作法

STEP 1
藥材以快水沖淨，加 1500cc 水煮滾，轉中小火煎成 1000cc 藥汁，去渣。

STEP 2
豬肉、高麗菜、胡蘿蔔分別切絲，入炒鍋炒至半熟。

STEP 3
藥汁煮滾，加入白飯和 2 之材料，以中小火煮至飯粒軟爛，加鹽調味，撒上蔥花即成。

▶食用方式

趁熱食用，當正餐或點心都適宜。

養生作用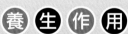

虎杖利膽清熱，三七活血祛瘀；黨參補中益氣，改善虛弱喘咳；丹參祛瘀止痛、活血通經；牛漆補養肝腎，強壯筋骨，利水通淋。諸藥配伍煮粥，能利濕清熱解毒，降瀉肝膽濕熱，並活血祛瘀，通絡調經，止經痛及筋骨痠痛；亦有清心除煩、幫助睡眠之效果；還有利膽退黃作用，對輕度黃疸、肝脾腫大亦見效。

黨參

▶注意事項

· 本粥品有清熱通利效果，不適合孕婦、月經過多者食用；腎虛滑精、性功能失調者，或脾胃虛弱經常腹瀉者亦不宜。

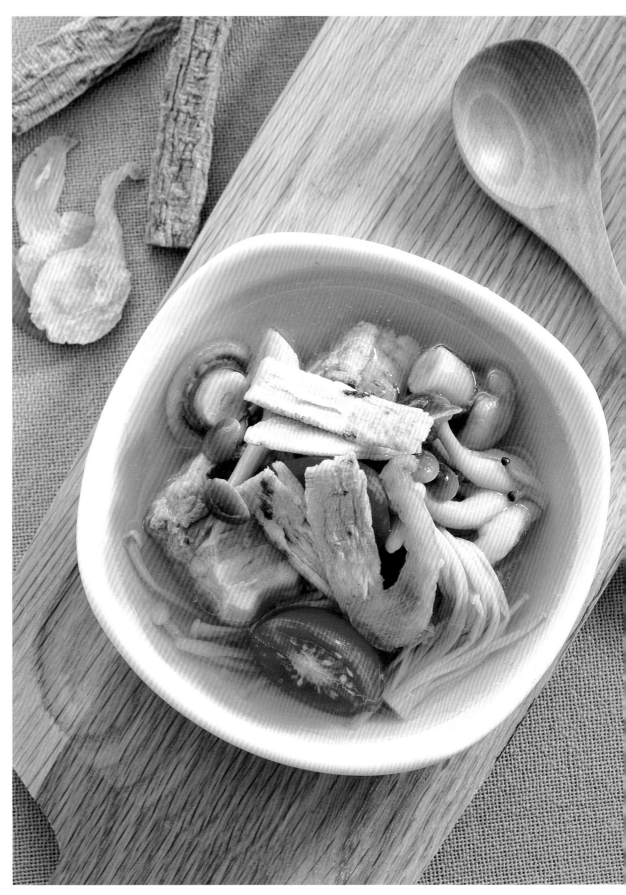

番茄排骨湯

清肝明目、利尿去濕、
保健防癌、抗氧化早衰。

 應用 酸性食物入肝，適量攝取可協助肝氣提升、調暢肝鬱，具疏肝養肝效果，適合肝火大，有口臭口破、情緒不穩、容易勞倦，以及血壓高者，抽菸、喝酒、嗜食重口味者都宜多配食。

▶ 藥材

黨參	5 錢
玉竹	5 錢

▶ 食材

番茄	4 兩
黃豆芽	4 兩
豬排骨	8 兩
蘑菇、草菇、金針菇	各 1 兩
生薑片	5 片
鹽	適量

▶ 作法

STEP 1
排骨入沸水汆燙去血水，撈起沖淨。

STEP 2
黃豆芽洗淨，過沸水，撈起瀝乾。

STEP 3
番茄在表皮輕劃數刀，入沸水川燙至果皮翻開，撈起去果皮、去蒂，十字對切厚片。

STEP 4
菇類，洗淨瀝乾。

STEP 5
將黨參、玉竹裝入棉布袋中。

STEP 6
將作法 1 至 5 材料及薑片盛入煮鍋，加水至蓋過材料，以中大火煮滾，轉小火慢熬 45 分鐘，加鹽調味即成。

養 生 作 用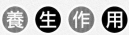

番茄營養價值高，含有多種維他命及礦物質，並含有大量的抗氧化物質番茄紅素，防止不良膽固醇氧化，抑制癌細胞增生，對肝細胞的修補有很大幫助；降低血小板活性，減少血栓、心臟病和中風之發生率，亦可降低男性罹患攝護腺癌的風險。黃豆芽有清熱明目、防心血管硬化及降低膽固醇等作用。菇類多含多醣體、富有膳食纖維，搭配煮食，能促進膽汁生成，助益肝臟排毒而淨化肝臟。

▶ 注意事項

· 脂肪肝、三酸甘油脂高者，選用肥油成分少的排骨燉煮，減少脂質的攝取。胃寒腹瀉、腸胃不適的人慎食。

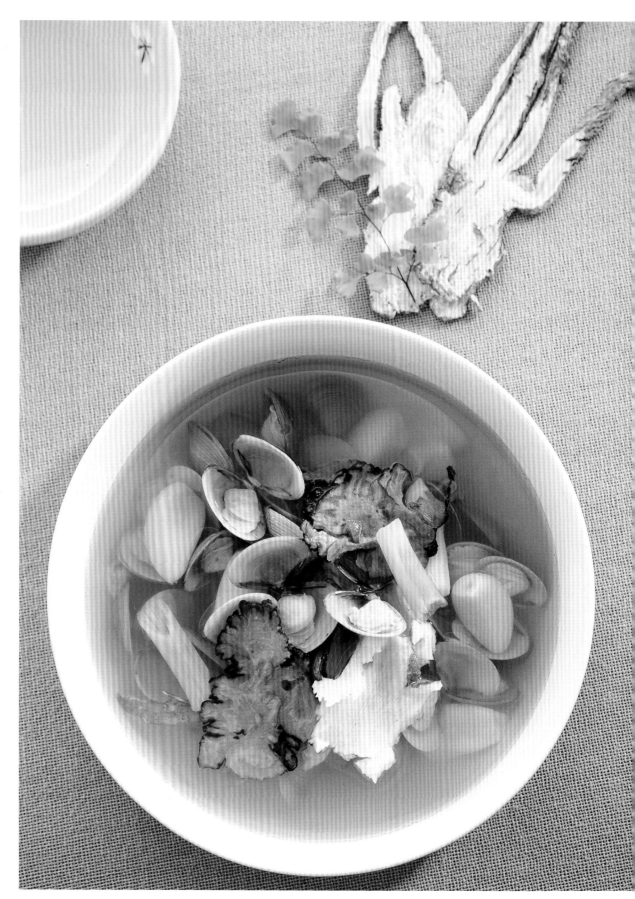

鮮蜆保肝湯

明目保肝、利尿去濕、清熱解毒、代謝脂肪。

 應用　蜆肉性寒，下熱氣去肝火，有明目醒神功效；並通利小便去濕，消腫腳氣，促進排出肝毒，並解酒毒，改善眼白發黃現象。適合調理肝功能，及慢性肝炎者食用。

▶ **藥材**

當歸 ················· 2 錢
川芎 ················· 1 錢

▶ **食材**

新鮮蜆 ··············· 1 斤
生薑 ················· 5 錢
蒜頭 ················· 1 兩
米酒 ················· 2 大匙
鹽 ················· 適量

▶ **作法**

STEP 1
蜆仔泡薄鹽水吐砂、洗淨、瀝乾。生薑切絲。

STEP 2
將以上材料盛入煮鍋，加水至蓋滿蜆仔，以中火煮滾，火轉小，煮至蜆殼開口。

STEP 3
加酒、鹽調味即成。

▶ **食用方式**

熱飲湯吃蜆肉。

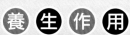 **養生作用**

蜆是優質食物，含有蛋白質、多種維生素，及 鈣、磷、鈉、鉀等礦物質，保肝效果佳，可以抑制肝臟纖維化，加薑煮湯釋放出薑烯醇和薑烯酚，抗癌，並誘發排毒酵素，增進肝臟排毒效率；蜆還含牛磺酸，是膽汁酸的關鍵成分，影響及肝臟分泌膽汁及人體脂肪代謝等功能；同時，又可促進腦細胞之神經元的擴散和延伸，提高大腦運作能力。常配食蜆湯，既可維護肝臟健康、幫助消化，並提高腦細胞傳導效率。

▶ **注意事項**

• 蜆性寒，即使加質性溫熱的薑同煮，腸胃虛弱、經常腹瀉，以及腎虛遺精、性功能失調者不宜。

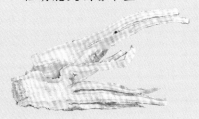
當歸

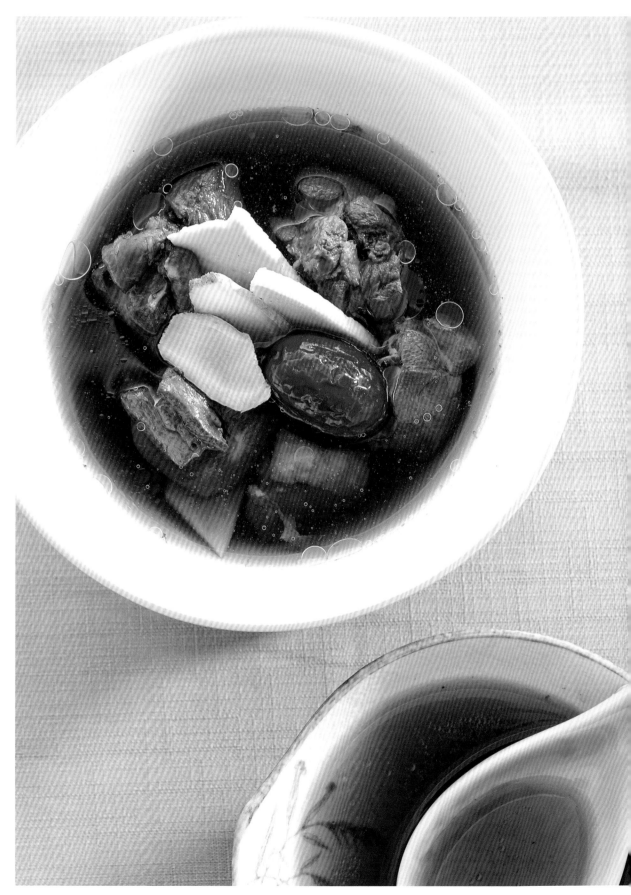

茵陳雙苓湯

調降肝火、預防肝發炎，
舒緩情緒、消除疲勞。

應用 長期勞累、日夜顛倒、缺乏休閒娛樂、運動不足的族群都適合食用，可疏理肝氣、降肝火，預防過勞誘發肝炎；提高睡眠品質，加速消除疲勞恢復體力，改善沒精神沒體力睡不好的狀況。

▶ 藥材

白茅根	8 錢
茵陳蒿	4 錢
豬苓	4 錢
茯苓	4 錢
紅棗	10 枚

▶ 食材

雞腿	1 腿
薑片	5 片
鹽	適量

▶ 作法

STEP 1

雞腿洗淨剁塊，入沸水汆燙去血水，撈起沖淨。

STEP 2

藥材以快水沖過，紅棗以刀背微微拍裂。

STEP 3

將作法 1 2 材料盛入鍋中，加水至蓋滿材料，放入薑片，以大火煮沸，轉小火慢燉 40 分鐘，加鹽調味即可食用。

▶ 食用方式

熱食，可為正餐湯品。

養生作用

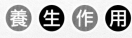

白茅根利尿解熱、鎮靜止痛、消解酒毒，利水消腫、減輕黃疸症狀；茵陳蒿疏肝清熱、抗炎退黃疸；豬苓、茯苓都具利水滲濕、通利小便，增強免疫力作用。搭配雞肉燉煮，能滋養肝膽、健脾和胃，改善黃疸尿少、汗尿不通、身體浮腫，舒緩黃疸、肝炎，保護肝臟有一定的效果；並能寧心安神、幫助睡眠、提升免疫功能。

▶ 注意事項

· 脾胃虛寒者慎用；腹瀉、頻尿者亦不宜。

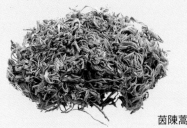

茵陳蒿

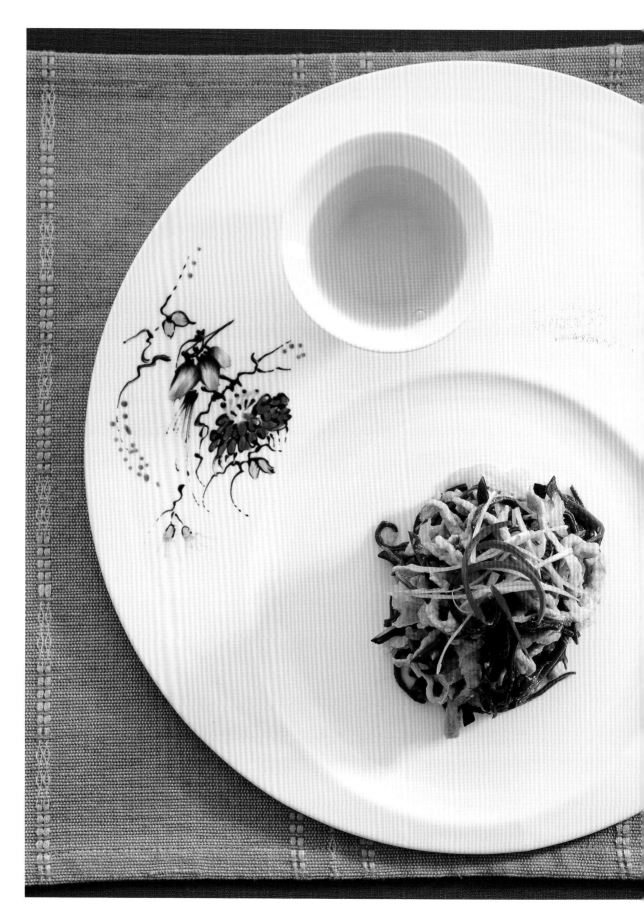

熱炒雙木耳

滋陰補肝、幫助消化、促體內毒素排出。

 應用 此品能紓緩肝鬱、調補肝血，促進腸系蠕動，改善便秘、月經失調，並調理缺鐵性貧血；還具潤澤肌膚、養顏美效果。面黃有肝斑、眼白發黃、鼻樑發青、皮膚粗糙、心血管疾病，以及便秘者都適合食用。

▶ **藥材**

黑木耳(泡發)……1兩

▶ **食材**

白木耳(泡發)……5錢
豬肉絲………………4兩
醬油………………1大匙
薑絲………………適量
鹽…………………適量

▶ **作法**

STEP 1

黑、白木耳洗淨，去蒂、切細絲。

STEP 2

炒鍋加1匙油，先下薑絲、肉絲、醬油炒香。

STEP 3

續下黑、白木耳絲，並加鹽炒勻；加半碗水，覆上鍋蓋，待木耳熟透入味即成。

▶ **食用方式**

熱炒食用，當正餐菜餚配飯。

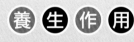 養 生 作 用

黑木耳、白木耳都富含膳食纖維、多醣體，能降低體內壞的膽固醇及飽和脂肪酸，預防血栓產生，穩定血糖值，促進腸道蠕動，快速排出體內代謝所產生之廢物毒素，降低腸道癌變風險，並提高機體免疫功能；所含果膠能吸水膨脹，產生飽足感，達到減少攝食、管理體重效果，還可增加皮膚保水度，發揮養顏美容效果。黑木耳並含抗凝血物質，可降低心血管疾病罹患率。

▶ **注意事項**

· 黑、白木耳的熱量低，含可溶性纖維和膠質，會黏附胃壁絨毛，減少吸收油脂和膽固醇，能用來控制體重，惟脾胃、腸道虛寒，經常腹瀉者不宜。

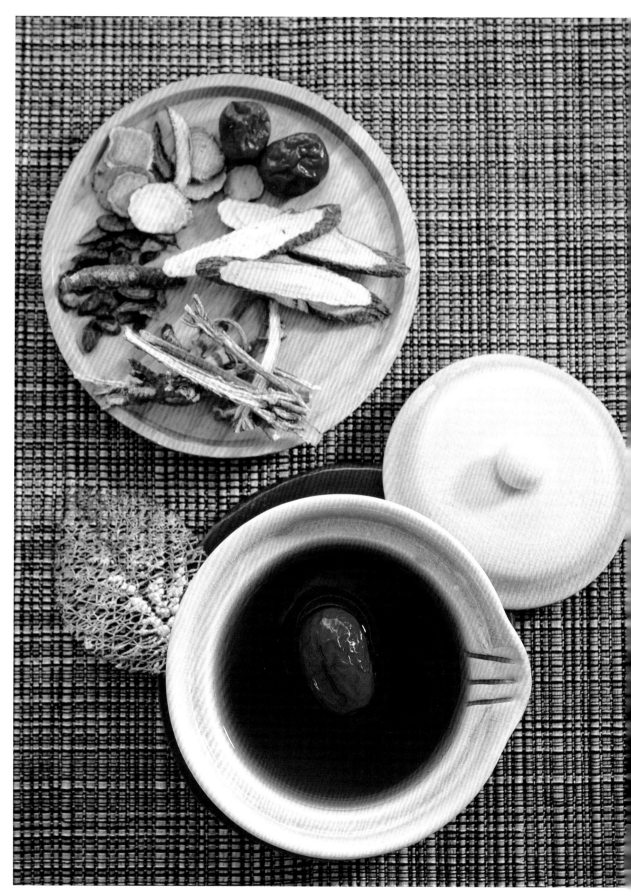

柴胡疏肝飲

疏肝解鬱，理氣寬中，
補血斂陰，柔肝止痛。

應用 長期伏案工作、從事電腦工作、腦力透支、過勞、作息日夜顛倒、個性內向抑鬱者都適合，有保護肝功能、調理肝臟循環效果，維護肝臟排毒、代謝、造血、儲血，以及免疫防禦功能。

▶藥材

柴胡	3 錢
白芍	3 錢
香附	3 錢
枳殼	3 錢
甘草	3 錢
紅棗	5 枚

▶作法

STEP 1
藥材以快水沖淨，瀝乾。

STEP 2
盛入煮鍋，加 500cc 水，以中大火燒沸。

STEP 3
轉小火續煮 10 分鐘、熄火，去渣，取藥汁服飲。

▶食用方式

分 4 次服飲，三餐後及睡前各 1 次。

養生作用

柴胡疏肝解鬱、提振陽氣；白芍柔肝養血、斂陰止痛；香附理氣活血、疏肝散結；枳殼行滯消脹、理氣寬中。此藥飲對肝氣鬱結而胸膈痞滿、脹痛，或是食積不化、消化不良、代謝失調、胃遇寒則痛，或是陰虛發熱、腹瀉腹痛、自汗盜汗都見效；亦能調理月經失調、緩解經痛，以及醒宿醉。

柴胡

▶注意事項

· 極度勞累，或遭逢重大挫折、悲傷過度、情緒起伏大，以此代茶，每天服用 6 至 8 次，每次約 100cc，可快速消除疲勞、緩和情緒。平時保養則可於早餐後及睡前各服用 100cc。

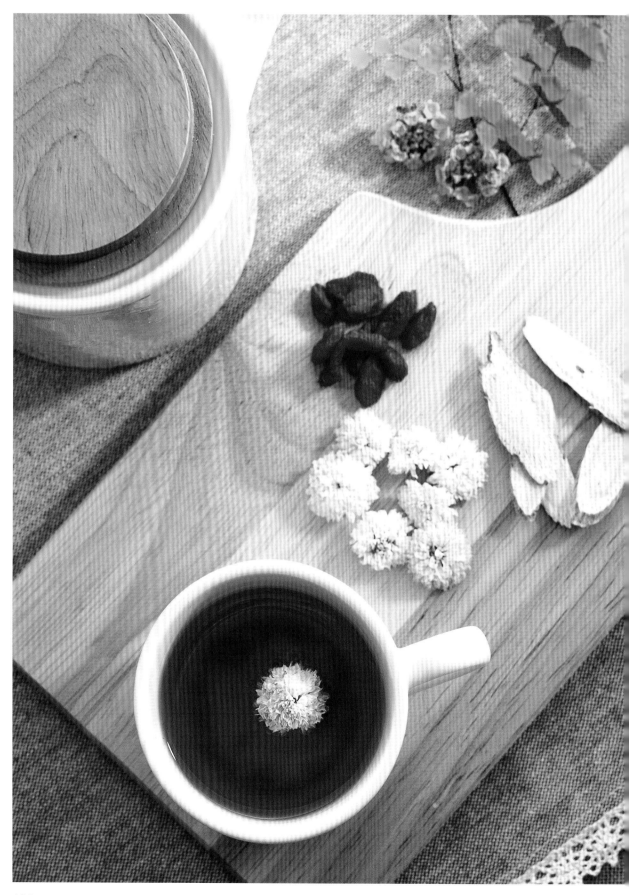

杞菊明目茶

疏肝理氣、明目保肝、
除煩解憂抗疲勞。

應用 適合工作時間長、經常熬夜、電腦族群,及有抽菸喝酒的人飲用,可調理肝氣,改善眼睛痠澀疲勞、提高睡眠品質,快速消除疲勞恢復體力。

▶ 藥材

枸杞子⋯⋯⋯⋯⋯ 5 錢
黃耆 ⋯⋯⋯⋯⋯ 5 錢
菊花 ⋯⋯⋯⋯⋯ 2 錢

▶ 作法

STEP 1

將藥材放入瓷杯(或保溫杯),先加約 200cc 溫水把第一道水倒掉。

STEP 2

再以滾水 500cc 沖泡,覆上杯蓋燜 10 分鐘即可喝飲。

STEP 3

可再回沖 2 ～ 3 次。

▶ 食用方式

溫熱飲用,當茶喝。

養生作用

枸杞滋補肝腎、益精明目;黃耆補氣升陽、益衛固表,保護肝臟;菊花祛散風熱、平肝明目,舒緩頭痛眩暈。三者搭配泡茶,能調理虛勞、提振精力,改善眩暈耳鳴、目昏不明;並具有抗菌、利水消腫、增強免疫力之作用。

▶ 注意事項

• 可長期飲用,為保肝明目之保養飲料;特別是長期伏案工作、眼睛長時間盯著電腦螢幕;或是工作壓力大、過勞、緊張,每天可飲用約 500cc。

菊花

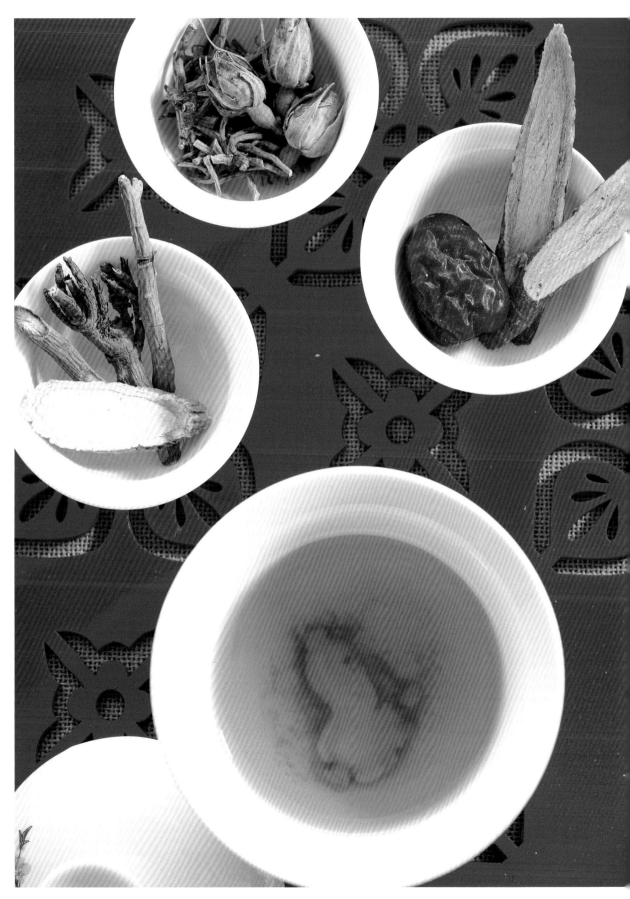

龍膽清肝茶

清肝保肝、疏理肝鬱、
明目醒腦、幫助消化。

 應用　適合慢性肝炎、個性急躁、工作壓力大、從事夜間工作、經常抽菸喝酒、應酬多食厚脂重口味，以及有機會接觸農藥、防腐劑及揮發性化學物品等之族群，可調理肝氣，強化肝功能，激活肝臟細胞促使排出對人體有害之毒素和藥物等。

▶藥材

玫瑰花 ···············　2 錢

西洋參 ···············　3 錢

柴胡 ·················　2 錢

龍膽草 ···············　2 錢

黃耆 ·················　5 錢

枸杞子 ···············　5 錢

紅棗 ·················　10 枚

▶作法

STEP 1

藥材以快水沖淨；紅棗以刀背微微拍裂並去籽。

STEP 2

將藥材(玫瑰花除外)盛入煮鍋，加2000cc水煮沸，轉小火慢煎 30 分鐘，加入玫瑰花續煎 5 分鐘，過濾去渣即可喝飲。

STEP 3

若覺藥汁苦口，可酌加冰糖調味。

▶食用方式

溫熱飲用，適合飯後服飲。

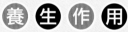 養 生 作 用

玫瑰花行氣解鬱、活血散瘀；西洋參生津除煩、安神抗勞；柴胡疏肝解鬱、退熱升陽；龍膽草滋肝血益膽汁、瀉肝膽邪熱；黃耆補氣護肝、消渴生津；枸杞滋補肝腎、益精明目。搭配煮茶，能調理肝氣、疏通肝鬱，改善頭脹頭痛、眩暈耳鳴、目視不清、目赤腫痛、胸脇悶痛、口乾口苦、口舌生瘡、皮膚痤瘡、月經失調等症狀，還解酒醉、消除疲倦、舒緩經痛、幫助睡眠、愉悅心情，並增強免疫力。

▶注意事項

・脾胃虛弱腹瀉、體質虛寒者不宜；空腹飲用，或多服、久服皆不宜。

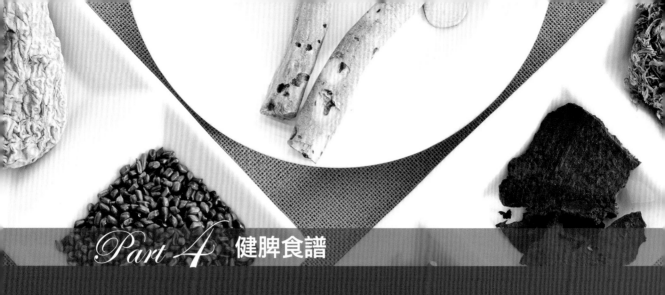

脾藏意，
喝口涼水都長肉
原來是脾虛惹的禍。

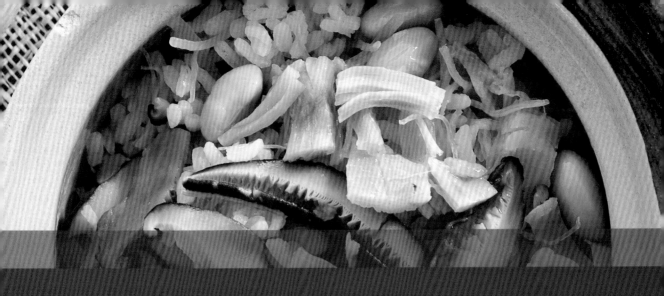

　　脾是「倉廩之官」，負責吸收、消化，以便製造氣血津液，這個收藏米糧的臟器其實也就是營養供應站，所以脾臟在中醫裡一直具備特殊地位。

　　脾不只是運化食物，也運化水液，當脾的功能不良時，體內水濕停滯，嚴重的人甚至會頭重身困，頭上像裹了層濕布般沒精神，睡覺時如果口水常讓枕頭濕一大片，那肯定是脾濕了。運化能力失常，完穀不化、消化不良，吃了也白吃，就是吸收不了，也排泄不出去，變成到處堆積痰濕，或發展出三高疾病。

黃色食物健脾
在五色裡，對應脾的是黃色，所以小米是黃色，對脾為最為補養。而黃色食物，例如木瓜、橘子、香蕉、南瓜、黃豆等，對脾胃都很好。

甘味食物健脾
在五味裡，脾對應的是甘味，即凡甘味者對脾胃皆好。例如小米、大米、黃豆、薏仁、山楂、蘋果、紅棗、櫻桃、白扁豆、紅藷、鱸魚等。但所有的甘味食物也不能食用過量，一口氣吃太多甜食，把脾胃之氣壅滯住了，反而會造成消化不良，形成反效果。

最佳養護時節
脾屬土，被視為長夏（農曆六月）最需照護的臟器。

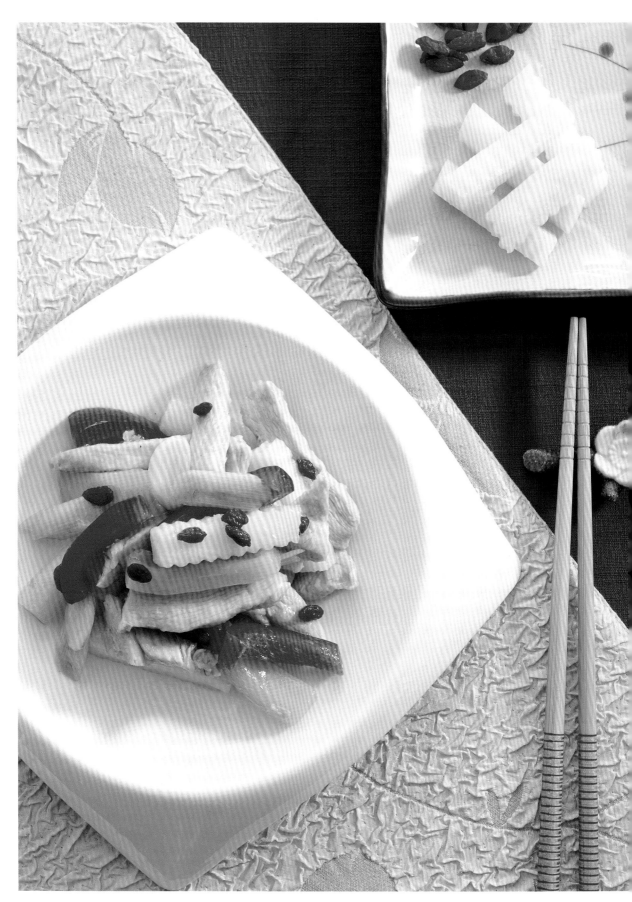

山藥健脾雞

開胃健脾、補肺益腎、促進食慾、提高新陳代謝率。

 應用 此品性味平和，補氣而不滯、養陰而不膩，是培補胃中氣與滋養肺宗氣的良品。適合勞累體虛、胃呆食慾差、老人虛弱久咳不癒，或是病後調理。

▶ 藥材

炙雞胸肉 ………… 1 副
新鮮山藥 ………… 4 兩
枸杞子 …………… 3 錢

▶ 食材

甜黃椒 …………… 半顆
甜紅椒 …………… 半顆
大蒜 ……………… 2 粒
蔥 ………………… 1 株
淡色醬油 ………… 2 大匙
米酒 ……………… 1 大匙
鹽 ………………… 適量

▶ 作法

STEP 1

雞胸肉洗淨，切條狀，加醬油、酒拌勻，醃 10 分鐘。

STEP 2

山藥削皮、沖淨，切條狀，先泡在食鹽水裡。

STEP 3

黃椒、紅椒去籽，沖淨，切條狀。

STEP 4

炒鍋加油，蔥、蒜切末，下鍋炒香，加入拌醃的雞柳炒勻。

STEP 5

再將山藥瀝乾，與枸杞子、黃椒、紅椒一道入鍋，加 2 大匙水拌炒片刻，加鹽調味即成。

▶ 食用方式

配飯食用。

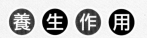 養生作用

山藥富含蛋白質、必需氨基酸、維生素群，以及多種礦物質，營養價值高，特別是含大量黏質液，能促進賀爾蒙合成，提高新陳代謝，為滋陰補氣調胃助食慾的重要食療品，具健脾胃、補肺腎效果，滋補氣虛咳嗽、體弱消瘦、體力不濟。雞肉善於調理虛勞貧血、胃呆贏瘦。搭配溫中下氣、散寒除濕的甜椒炒食，調補虛贏、促進食慾、改善體質、提升免疫力。

▶ 注意事項

· 可酌加紅辣椒入菜，或以 XO 醬調味，更能開胃、提振食慾；但有腸胃潰瘍宿疾的人，不宜加刺激性調味料。

· 山藥削了皮後，浸泡在醋水、檸檬水或食鹽水裡，可防止氧化變黑。

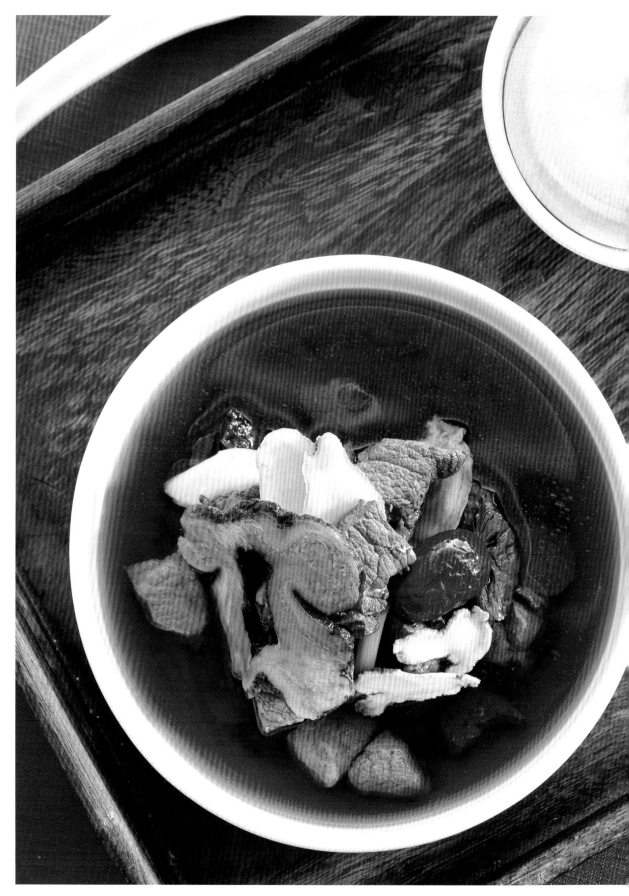

黃精益氣盅

滋陰補血，補中益氣，保健脾胃。

 應用 適合調養陰虛體質，以及心脾兩虛、氣血不足而食慾不振、失眠淺眠者。

▶藥材

炙黃精	5 錢
西洋參	2 錢
茯苓	3 錢
白朮	3 錢
紅棗	10 枚

▶食材

瘦豬肉	8 兩
蔥段、薑片、米酒、食鹽	各適量

▶作法

STEP 1

豬肉洗淨，切成約 3 公分大之塊狀。

STEP 2

將藥材盛入燉盅，放入蔥段、薑片、米酒、食鹽，加水淹過材料，燉盅覆上蓋子，放入電鍋，外鍋加 2 杯水，燉至開關跳起，續悶 15 分鐘即可。

▶食用方式

搭配白飯進食。

養生作用

黃精（又稱山生薑）含有黃精皂苷、多醣體及胺基酸等有益健康成分，能保健脾胃、提高免疫水準、增進血管韌性、降低血脂血糖、強壯骨骼、烏髮駐顏、延緩衰老。搭配富含多種胺基酸的豬肉煮食，能提振食慾、促進成長、修護組織、維護神經傳導，並刺激靜脈血及淋巴回流；還可抗疲勞、激發記憶力、提高學習能力，是各種年齡層皆適合的滋補食品。

▶注意事項

· 容易胃脹滿、腸脹氣者不宜食用。
· 有痰積者亦不宜多食。

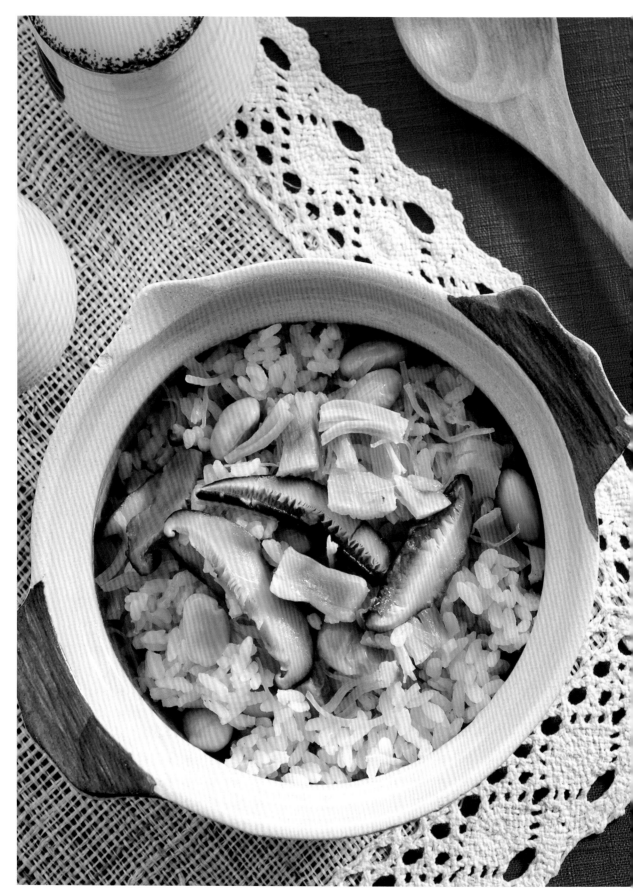

健脾干貝飯

健脾養胃、調和五臟、
補充營養、促進成長發育。

 應用 干貝飯提供多種人體必需的營養，適合發育中青少年族群，以及勞動量大消耗體能多者；凡是脾胃虛弱、食慾不振、發育慢者都適合食用。

▶藥材

白米 ·················· 1 杯

乾品干貝 ·········· 8 錢

乾品香菇 ·········· 5 錢

▶食材

毛豆 ·················· 1/3 碗

米酒 ··················· 適量

淡醬油 ·············· 2 大匙

▶作法

STEP 1

干貝加酒浸泡到軟，酒要醃過干貝；連酒入電鍋蒸熟後剝成絲。

STEP 2

香菇泡軟，切絲；毛豆洗淨，入沸水燙熟，舀起瀝乾備用。

STEP 3

白米淘淨，加一杯水量。

STEP 4

先鋪上香菇絲，再鋪干貝絲，淋上淡醬油煮飯。

STEP 5

電鍋開關跳起後再燜 10 分鐘，加入毛豆拌勻即成。

▶食用方式

正餐食用。

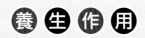 養生作用

日常用來煮飯的白米，又稱粳米，營養完整且均衡，含有醣類、脂肪、蛋白質、礦物質、維生素 B 群及纖維質，其中的醣類，是供給人體熱量的最大來源；白米性平味甘，有補中益氣、健脾養胃、益精強志、調和五臟、疏通血脈、聰耳明目等功效。搭配高營養價值，能滋陰補腎、中和胃酸的干貝煮飯，可補充營養，調理脾胃虛弱，促進成長發育。

▶注意事項

· 品老少咸宜，惟糖尿病患者要控制米飯攝取量，兒童及銀髮族亦不宜一次多量。

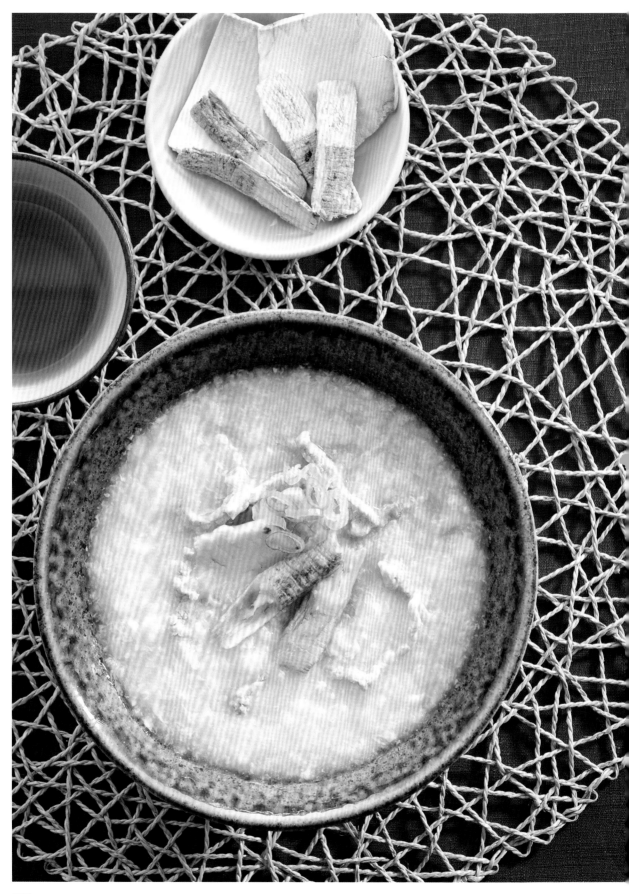

參苓調胃粥

補中益氣、健脾調胃、
生津暖胃、調和胃口。

 應用 　參苓粥對中氣不足、氣虛胃寒、體弱倦怠、口乾舌燥有效，善於益氣補虛，改善脾胃虛弱不納食、胃脘隱隱作痛、小兒挑食胃口差、面色蒼白食慾不振。

▶ **藥材**

黨參	8 錢
茯苓	8 錢

▶ **食材**

豬肉絲	2 兩
生薑絲、蔥花	少許
粳米	1 杯
雞蛋	1 顆
鹽	適量

▶ **作法**

STEP 1
白米淘淨，加 8 杯水 (電鍋量杯)。

STEP 2
黨參、茯苓以快水沖淨，盛入作法 1 中，以中大火煮滾，轉小火熬粥。

STEP 3
待粥七、八分熟，加入肉絲、薑絲續煮至米粒熟爛。

STEP 4
雞蛋打勻成蛋汁，緩緩淋入粥內，加鹽、蔥花調味即成。

STEP 5
去肉絲及蔥花即為素粥。

▶ **食用方式**
可當正餐或點心食用。

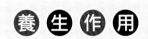 **養 生 作 用**

黨參性平味甘，主要功效即是補中益氣、健脾生津，兼能養血，改善氣血兩虛症狀，如脾胃虛弱、食少腹瀉、頭暈眼花、四肢倦怠、氣短心悸、臉色蒼白。茯苓功效廣泛，四季皆宜，被譽為「四時神藥」，具健脾和胃、滲濕利尿、寧心安神、調降血糖作用。參苓搭配煮粥，補中益氣、健脾調胃、提振食慾，並鎮靜助眠、維護記憶力。

▶ **注意事項**
• 本粥品有利尿去濕效果，虛寒精滑、汗尿異常多的人慎食。

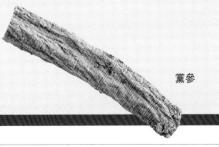

黨參

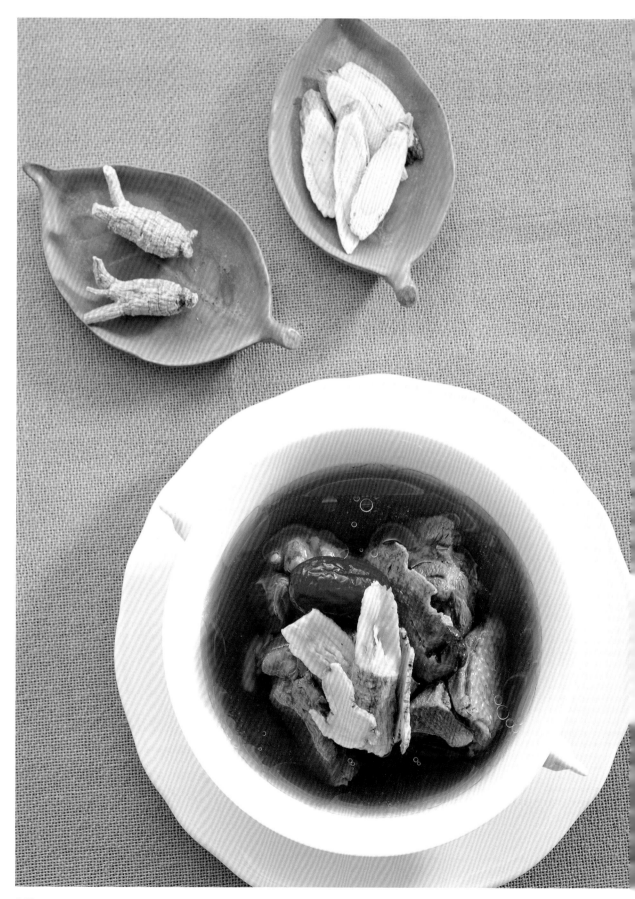

參耆益氣湯

健胃益氣、消食開胃，
改善脾胃氣虛、少氣懶言、
四肢無力。

應用
此為補養之湯，脾胃氣虛以致食之無味、睏倦無神、四肢無力、體虛發熱、
容易勞累、頭痛頭暈、動則氣喘如牛等現象，都適合食用此湯來調理脾胃，
提升體能，改善脾胃不足所致之症狀。

▶ 藥材

黃耆	5 錢
人參	3 錢
柴胡	2 錢
灸甘草	1 錢
白朮	3 錢
當歸	2 錢
陳皮	2 錢
升麻	1 錢
紅棗	8 枚

▶ 食材

雞腿	2 支
生薑	3 片
鹽	適量

▶ 作法

STEP 1
將藥材以快水沖淨，紅棗以刀背微微拍裂。

STEP 2
雞腿剁塊，入沸水汆燙去血水，撈起沖淨。

STEP 3
將做法 1 2 盛入煮鍋，加水至蓋過材料，以中大火
煮滾，轉小火慢燉 40 分鐘，加鹽調味即成。

▶ 食用方式

當正餐之湯品食用，更適合於季節交替之際，增加
食用頻率。

養 生 作 用

黃耆補中益氣、升陽固表；人參、白朮、甘
草甘溫益氣，補益脾胃；升麻、柴胡協同
以升提中氣、清熱解毒、疏肝解鬱；陳皮調理
氣機，當歸補血和營。搭配燉湯食之升舉陽氣，
恢復中焦升降功能，改善精神狀態，調治脾胃
氣虛的各種症狀。

▶ 注意事項

· 此湯品具溫補效益，體格
  壯碩，或已口臭重體味重、
  發燒頭痛、口瘡舌破等現
  象者，不宜食用。

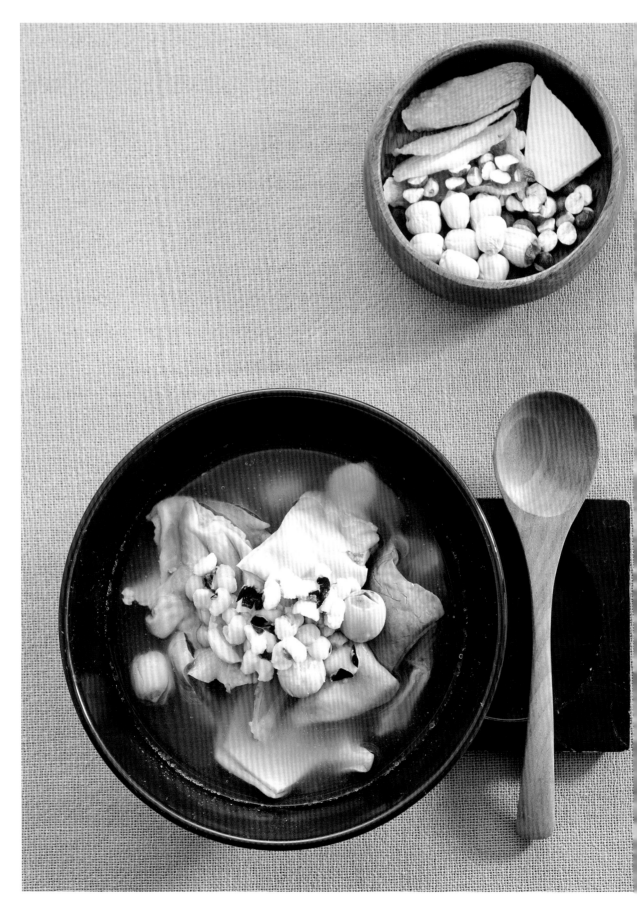

四神豬肚湯

健脾開胃、幫助消化，增進腸胃功能，改善胃呆食少。

 應用　諸病皆由脾胃虛弱而來，此湯品最宜保健脾胃，調整消化功能，改善體質，適合食慾不振、消化不良，進而調治脾胃虛弱的各種症狀。

▶ 藥材

炙茯苓	1 兩
芡實	1 兩
懷山藥	1 兩
蓮子	2 兩
西洋參	2 錢
薏仁	2 兩
白胡椒粒	3 錢

▶ 食材

豬肚	1 個
米酒	2 大匙
鹽	適量

▶ 作法

STEP 1

豬肚洗淨，平剖為二，入沸水汆燙，撈起洗淨，切塊狀。

STEP 2

將茯苓、芡實、懷山藥、西洋參、薏仁、白胡椒粒（布包）沖淨泡水 30 分鐘後，濾乾，與作法 **1** 之豬肚盛入煮鍋，加 10 碗水以中大火煮滾，轉小火慢燉 40 分鐘。

STEP 3

加入蓮子，續煮 15 分鐘，加酒、鹽調味即成。

▶ 食用方式

可當正餐湯品，亦可為消夜點心。

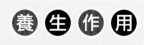 **養 生 作 用**

茯苓、芡實、薏仁健胃整腸、幫助消化，滲濕健脾、利水消腫；山藥保健脾胃、滋補虛羸；蓮子補脾止瀉、養心安神，搭配有以形養形效益的豬肚燉食，最能滋補脾胃，改善腸胃功能障礙，提振食慾，治療慢性腹瀉，並促進體內血液和水分的新陳代謝，利尿消腫，疏緩濕疹、尿道炎，亦可益腎澀精，強健筋骨，增強免疫力，改善過敏性體質；還具養顏美容、抗癌抗氧化作用，為有多元補益作用之優質保健湯品。

▶ 注意事項

· 供老人及兒童食用時，可將四神藥材以果汁機打碎再煮食，更容易被消化吸收。

· 蓮子、芡實有收澀作用，四神湯不適合便秘的人；尤其痔瘡患者，多吃恐造成痔瘡出血。

· 薏仁孕婦不宜食用。

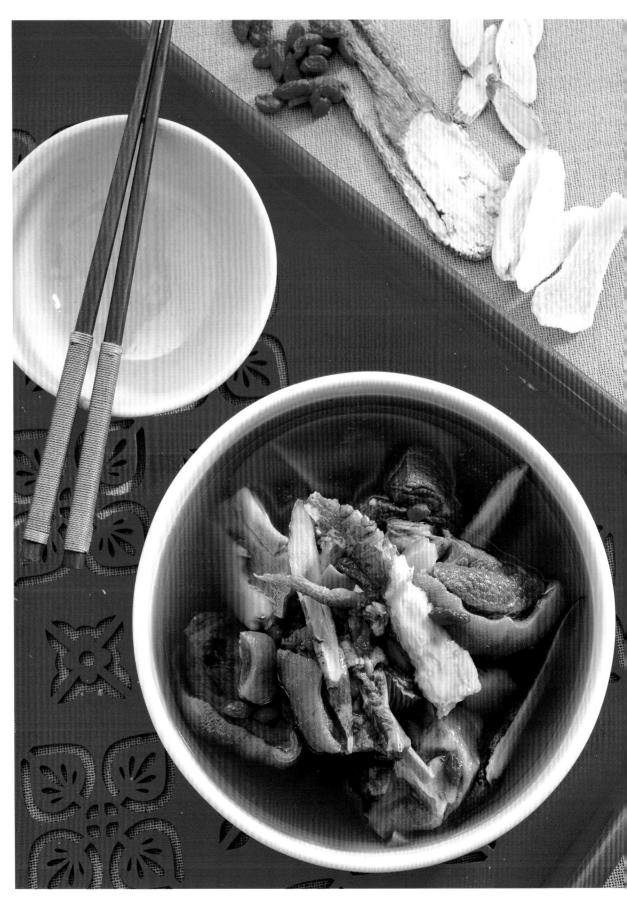

羊肉健脾湯

開胃健脾，補益腎氣，強身健體抗衰老，並促進成長發育。

應用 暖中補虛，並助腎元陽、補益精血，適合氣血兩虛，營養失調者食用，可提高消化機能、改善營養狀態、促進成長、增強禦寒力。特別是於冬令進補是不錯之時機，可防範來春外感風邪。

▶ 藥材

懷山藥	1 兩
當歸	2 錢
黃耆	6 錢
枸杞子	5 錢
廣陳皮	2 錢

▶ 食材

羊肉	8 兩
生薑	5 片
蔥白	3 支
胡椒粒	2 錢
米酒	2 大匙
鹽	適量

▶ 作法

STEP 1
羊肉切塊，入沸水汆燙去腥，撈起沖淨。

STEP 2
以上藥材、羊肉、生薑、蔥白、胡椒粒一併下鍋，加水至蓋過材料，以大火煮滾，轉小火慢燉1小時。

STEP 3
加米酒、鹽調味即成。

▶ 食用方式

可為正餐湯品，適合熱食。

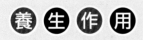

羊肉味甘性大熱，能暖中氣、補虛勞、益氣力、壯陽道，羊肉是補形良品，是一種滋補強壯食品，適合脾胃不開、體弱肌瘦、精力不足、精神困倦、四肢軟弱者，搭配生薑、蔥白、胡椒煮食，更補強袪寒暖中、促進氣血循環，以及提高機體吸收營養之效果，即使小兒營養不良，發育遲緩亦適合食用。

▶ 注意事項

- 感冒發燒未退、痰黃鼻涕濃，或急性炎症、皮膚瘡瘍、痘疹膿腫等不宜食用，經常便秘者亦少食。

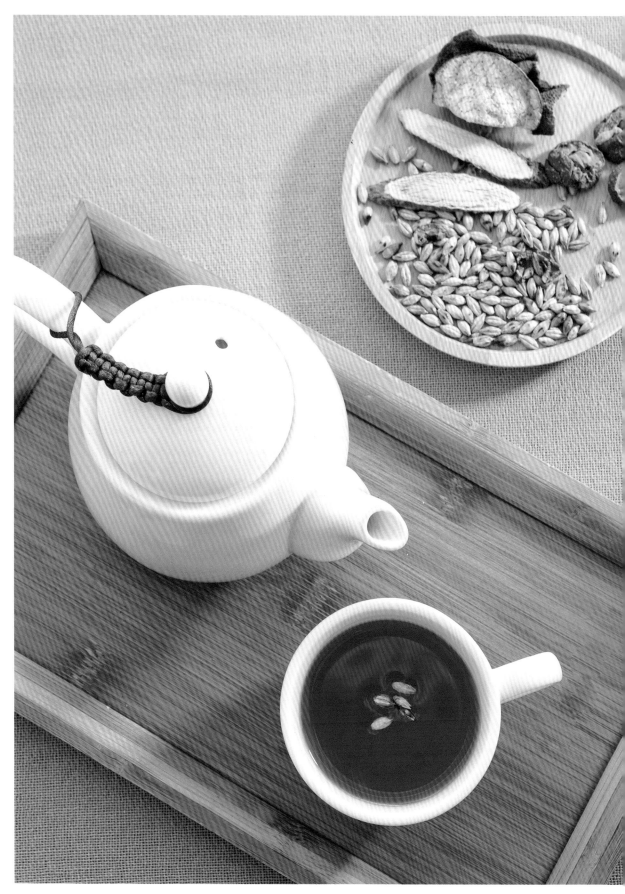

楂麥和胃茶

和胃助食、消積導滯，
調和胃酸，改善消化不良。

應用 適合胃酸分泌失調，致消化不良，而胃悶胃痛者，以及吃大魚大肉、多脂重口味後，熱飲有助蛋白質及脂肪分解消化，降低熱量堆積在體內的機會；亦適合兒童消化不良、積滯不消，以及婦女經閉、月經量少、經痛。

▶藥材

山楂	3 兩
炒麥芽	3 兩
廣陳皮	3 錢
甘草	2 錢

▶作法

STEP 1

以上藥材以快水沖淨、瀝乾。

STEP 2

盛入水壺，加 2000cc 水煮茶，以大火煮滾後，轉小火慢煮 20 分鐘。

STEP 3

去渣，取茶熱飲。

▶食用方式

當茶溫熱飲用，特別是進食高脂多油重味後飲用，可助消化。

養生作用

山楂能消油膩化食積，促進人體對肉類的消化，防止脂肪積滯在體內；並活血散瘀行滯，紓緩血瘀型經痛症狀；還具有抑制癌細胞生長的作用。麥芽幫助消化，消解米麵諸果之食積。山楂、麥芽煮茶，調和胃酸分泌，幫助消化，紓解胃脹胃悶痛、緩和經痛，並具緩降血脂、血壓、調整心律等作用。

▶注意事項

• 婦女在哺乳階段要謹慎食用，麥芽會回乳、斷乳，因個人體質有異，為求謹慎，建議不喝。

山楂

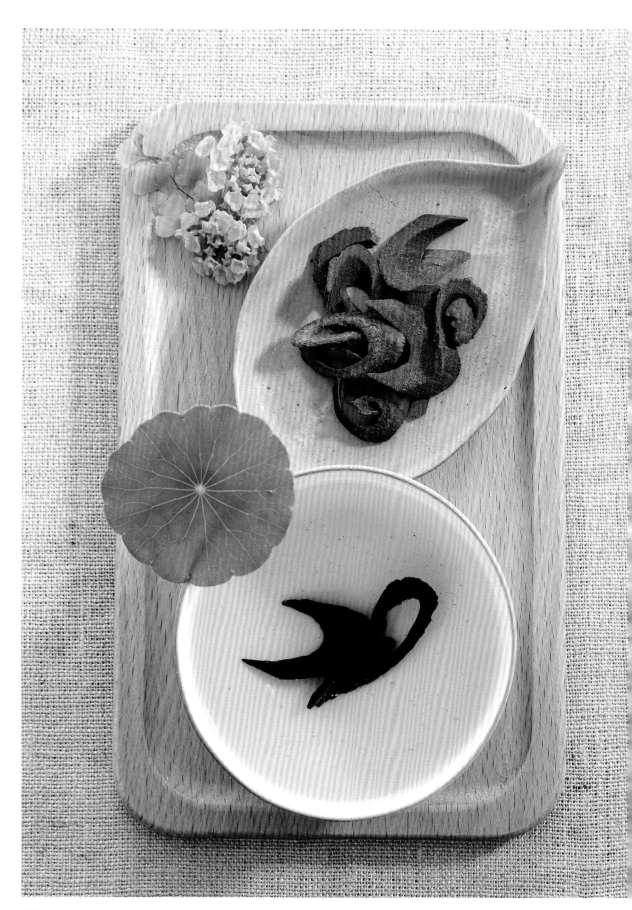

肉桂溫中茶

溫補脾胃、祛寒止痛，促進氣血循環，改善脾胃虛寒冷痛。

應用 適合脾胃虛寒、體質羸弱，特別是遇寒或冷食即胃痛者食用。下焦虛寒、腰痠膝無力、性功能失調，及經閉經痛者都適合。

▶藥材

肉桂 ⋯⋯⋯⋯⋯⋯ 1 錢

▶食材

紅茶包 ⋯⋯⋯⋯⋯ 1 袋
黑糖 ⋯⋯⋯⋯⋯⋯ 適量

▶作法

STEP 1

瓷杯或保溫杯先以熱水溫杯。

STEP 2

放入肉桂、茶袋加 300cc 滾熱開水沖泡。

STEP 3

約 30 秒即將茶袋拿起，加黑糖攪拌即可飲用。

▶食用方式

溫熱喝飲。

養生作用

肉桂味辛、甘，性大熱，具溫中補陽、散寒止痛效果，可以暖和胃腹，促進氣血循環，改善體虛畏寒肢冷；治腎氣不足而腰腳痠軟、陽痿遺精、宮冷不孕、小便不利或尿頻遺尿；並活血通經，疏緩生理痛，產後瘀滯腹痛；以及長期待在冷氣間，或末梢循環不暢，四肢冰冷者，或呼吸道脆弱遇寒則傷風感冒者，可經常飲用。

▶注意事項

· 陰虛火旺，如月經量多、流鼻血、牙齦出血、痔瘡便血者不適合；孕婦體虛或懷孕慎用，其他時間也要謹慎食用。

肉桂

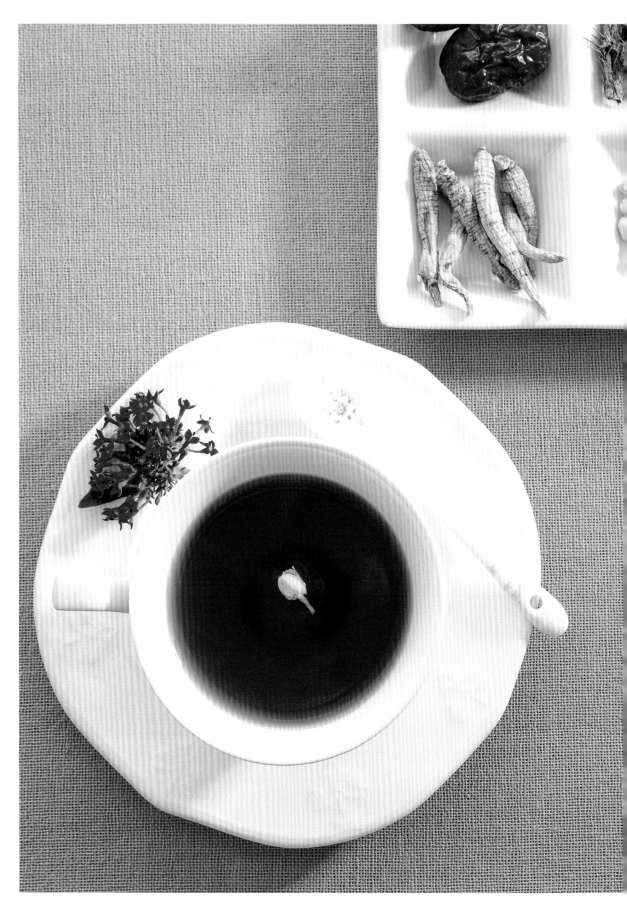

刺五加花茶

補中益氣、醒脾開胃，
改善食慾不振、失眠多夢。

應用

適合脾腎陽虛、食慾不振、體弱乏力、精神不振者，並安神強意志、幫助睡眠；特別是胃口差食量小，或有厭食傾向者，頻飲能醒脾胃，增進食慾，增強體力。

▶ **藥材**

刺五加	1 兩
西洋蔘	2 錢
紅棗	5 枚

▶ **食材**

茉莉花	1 錢
綠茶包	1 袋

▶ **作法**

STEP 1

以上藥材用 1500cc 水熬煮成 800cc。

STEP 2

放入茉莉花及綠茶包，待茶味釋出，即可飲用。

▶ **食用方式**

熱喝冷飲皆宜，夏暑炙熱可涼飲，冬季適合熱飲。

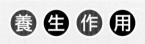
養生作用

刺五加益脾腎陽氣，提振意志，寧靜心神，並調降血糖，抗氧化防早衰，搭配能清神醒腦的茉莉花，及抗老防癌、消脂排毒的綠茶，能增強大腦皮層的活躍性，改善精神衰弱、體弱乏力、精神委靡、神疲體怠、失眠健忘。

▶ **注意事項**

• 肝腎虛火旺，頭暈目眩、面紅目赤、口乾咽疼者慎用。

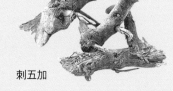

刺五加

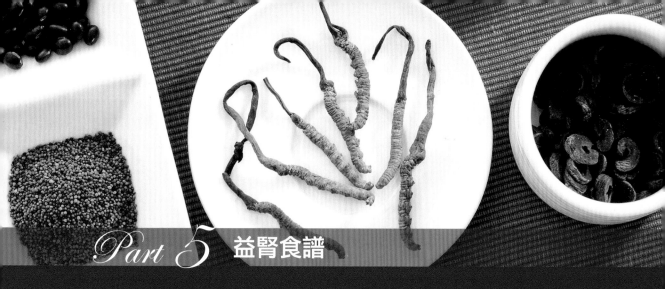

腎藏志，
腎氣就是人體的
健康存款。

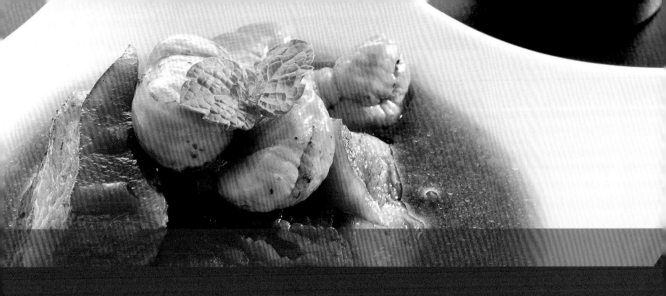

　　腎為「作強之官」屬先天之本，有關生長、發育、生殖的事都交由腎統包。腎養得好，生寶寶都聰明；腎氣不足的人，容易有黑眼圈，或是髮白的現象。

　　因為生殖器靠近於兩陰，所以造物主也將兩便的工作一併交給了腎，而兩便又關係到水液的代謝與氣化，所以全身水液代謝的工作、幫忙肺處理納氣的事宜，也都算在腎的責任範圍了。

黑色食物養腎

腎在五色裡對應是黑色，凡紫色也屬於黑色的範疇，所以許多黑紫色的食物對腎都有助益，例如：黑豆、葡萄、海參、紫米、黑芝麻、紫菜、黑棗、烏骨雞等。當然也有些是例外的，例如茄子是紫色的，卻入脾胃經、大腸經，而香菇是黑色，是入肝胃經的。

鹹味食物養腎

在五味裡，腎對應的是鹹味，表示鹹的食物也可以養腎。例如：豬肉、黃豆、栗子等帶有點微鹹的食物，對腎都很好。我們在烘烤核桃時，若能先行泡過薄鹽水，讓核桃帶點鹹味，效果會更好。

最佳養護時節

腎屬水，被視為冬季最需照護的臟器。

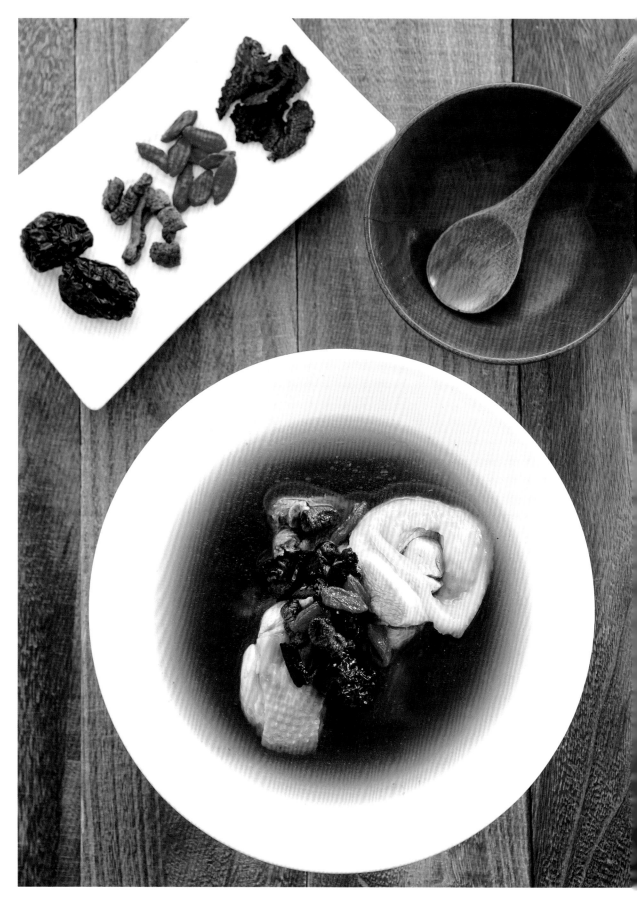

鹿茸益精湯

補血益精壯陽道、祛勞明目防早衰。

應用 調理肝腎虛勞、氣血不足，適合頭暈眼花、耳鳴、聽力減退、遺精早洩、經帶不順、腹冷痛經、腰膝痠軟等症狀。

▶藥材

炙鹿茸	3 錢
枸杞子	3 錢
肉蓯蓉	3 錢
巴戟天	3 錢
黑棗	2 兩

▶食材

雞腿	2 支（約 1 斤）
生薑	5 片
米酒	2 大匙
鹽	適量

▶作法

STEP 1

雞腿剁塊，入沸水汆燙去血水，撈起沖淨。

STEP 2

以上藥材以快水沖淨。

STEP 3

將作法 1 2 材料盛入燉鍋，放薑片、米酒，加水至蓋過材料，以大火煮開，轉小火慢燉 1 小時，加適量鹽調味即可。

▶食用方式

可為正餐湯品，適合熱食；亦適合冬令進補。

養生作用

鹿茸助陽補精、強筋健骨，保健效果佳，可強壯全身抗疲勞，增強耐寒力，並類性荷爾蒙效果，調理男性性功能不全及婦女宮冷不孕、經帶不順。枸杞滋補肝腎、生精明目、提高人體活力，促進造血細胞增殖。搭配燉食，強腎補虛，提高機體功能，增強免疫力和抗病力，並增強造血功能，強身健體，抗老防衰，同時亦能提高受孕機會。

▶注意事項

- 熱證如口臭體臭、眼睛紅赤、鼻血牙齦出血、感冒發燒、口瘡唇疹、痘疤膿腫者，不宜食用。

巴戟天切片

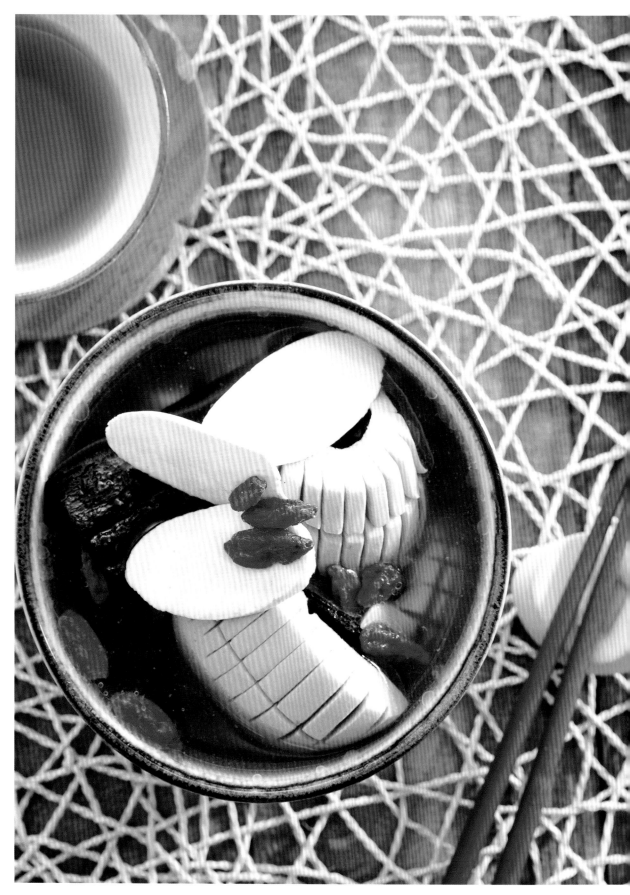

杜仲強腎湯

溫補腎氣、益精升陽，
調經理帶、促進發育。

應用 適合腎氣虛弱、精力不足、 焦慮煩躁、 陽萎 滑精、健忘失眠、鬚髮早白、發育不全者食用，改善記憶減退、注意力不集中、抑鬱易怒、性功能降低、腰膝酸軟，及掉髮白髮等現象。

▶藥材

杜仲 ····················· 5 錢
懷山藥 ················· 5 錢
枸杞子 ················· 5 錢

▶食材

豬腰子 ················· 1 付
米酒 ····················· 1 大匙
鹽 ························· 適量

▶作法

STEP 1

豬腰子平剖為二，除掉內部筋膜，洗淨，在其表面交錯切菱形紋，再切斜片，反覆以清水浸泡換水後，入沸水汆燙去血水，撈起以冷水沖涼，備用。

STEP 2

杜仲、懷山藥盛入鍋，加 1000cc 水以大火煮滾，轉小火慢煎 30 分鐘，再下枸杞子續煮 5 分鐘。

STEP 3

將火轉大，當湯汁再沸時將作法 1. 之腰花倒入，攪拌數下即熄火，加鹽、米酒調味即成。

▶食用方式

可為正餐湯品，適合熱食。

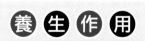
養 生 作 用

杜仲味甘微辛、性溫，滋補肝腎、強健筋骨、安胎助產；豬腰子以形補形，有補腎益精、和腎理氣功效。搭配懷山藥、枸杞子燉煮，對肝腎虛弱而致的腰痠背痛、膝腿痠弱、筋骨痿軟，及孕婦腰痛、胎動不安、習慣性流產，或男性陽痿、遺精早洩、精蟲稀少、頭暈眼花、耳鳴等，以及小孩發育慢、長齒慢、骨軟都有一定療效。

▶注意事項

• 口臭重、眼睛紅赤腫痛、流鼻血、牙齦出血腫痛、發燒不退、口舌破瘡、青春痘膿腫疼痛者，不宜多食。

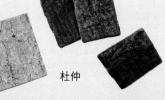
杜仲

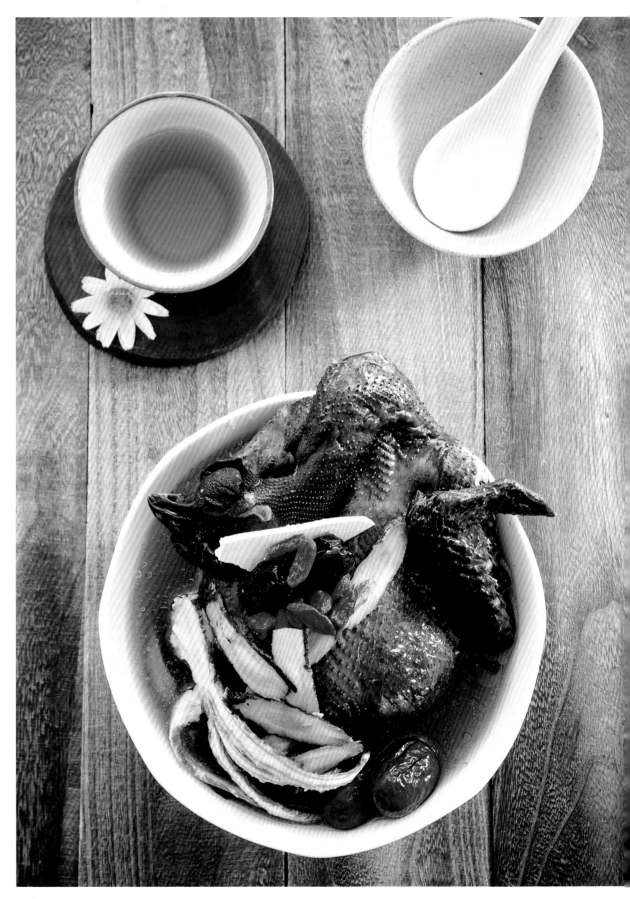

烏雞補腎湯

補肝固腎、益氣養血、健脾養心。

 應用　腎氣不足、元神虛弱，時感勞倦，心悸氣短、目視模糊、耳鳴、頭暈，或是月經常超前、月經量多，都適合進食，可強身健體。

▶ 藥材

炙當歸	3 錢
黃耆	6 錢
茯苓	5 錢
黃精	5 錢
枸杞子	5 錢
黑棗	2 兩

▶ 食材

烏骨雞	1 隻
米酒	2 大匙
鹽	適量

▶ 作法

STEP 1

以上藥材以快水沖淨。

STEP 2

雞洗淨，去頭及腳爪、內臟，把藥材放入雞腹內。

STEP 3

將作法 2 盛入砂鍋，雞腹朝上，加水、米酒至蓋滿雞隻，並蓋上鍋蓋。

STEP 4

將砂鍋移入電鍋，外鍋加 3 杯水，待電鍋開關跳起，續悶 20 分鐘，挑棄雞腹藥渣，加鹽調味，即成。

▶ 食用方式

適合正餐湯品，食肉喝湯，宜熱食。

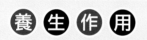 養 生 作 用

黃耆與當歸分別是補氣和補血的代表藥物，搭配使用，兼補氣血。茯苓健脾、安神、鎮靜、利尿，促進身體免疫能力；黑棗補腎養血、提升元氣，增強免疫力。烏骨雞能滋陰清熱、補肝益腎、健脾止瀉，補益作用明顯。此湯品可滋養腎元，提高生理機能、延緩衰老、強筋健骨，對防治骨質疏鬆、婦女缺鐵性貧血有效，改善精神疲倦、心悸短氣、自汗盜汗、失眠多夢、月經量過多，是為補養佳品。

▶ 注意事項

· 一般人都適合食用，月經常超前、月經量多者，可於月經前連續吃 3 至 5 天，每天 1 至 2 碗的量。

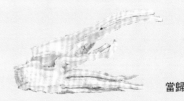

當歸

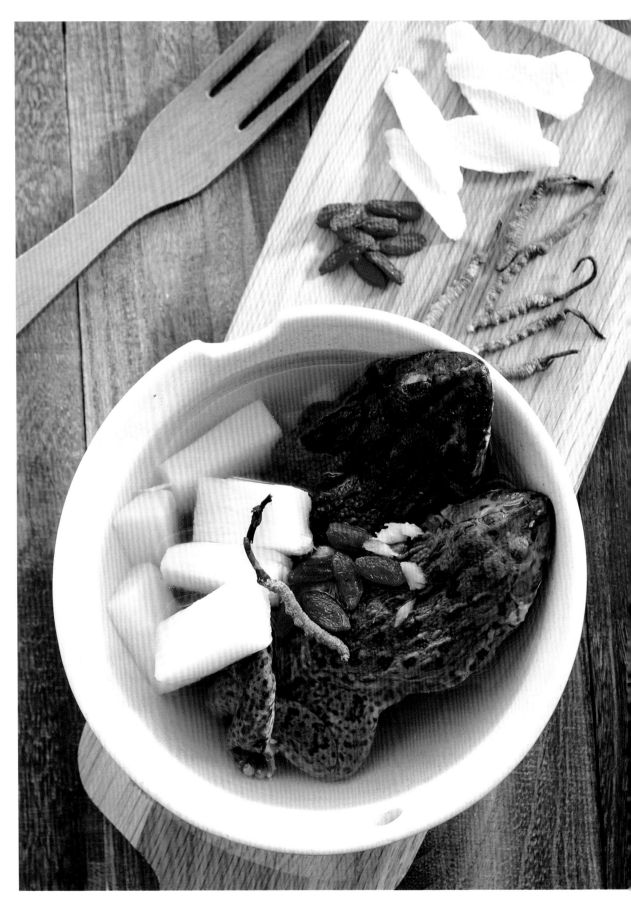

蟲草滋養湯

調腎虛補腎陽、
保健生殖系統,
提高免疫功能,
維護呼吸系統。

 應用 滋補腎氣,保健男女生殖系統,調理性功能降低,如陽痿早洩、腰膝痠痛、自汗盜汗、勞倦乏力,及婦女經帶不順、生理痛;並補肺虛,提升免疫功能,舒緩勞嗽不止、老人久咳不癒。

▶ **藥材**

冬蟲夏草⋯⋯⋯⋯⋯ 15 克
枸杞子⋯⋯⋯⋯⋯⋯ 20 克

▶ **食材**

田雞⋯ 2 隻（約 150 至 180 克）
新鮮山藥⋯⋯⋯⋯ 100 克
鹽⋯⋯⋯⋯⋯⋯⋯ 適量

▶ **作法**

STEP 1
田雞剖開,去內臟、雜質,洗淨、切塊。

STEP 2
冬蟲夏草、枸杞以快水沖淨、瀝乾,盛入煮鍋加 1000cc 水,以中大火煮滾,轉小火慢煎 30 分鐘。

STEP 3
山藥削皮,洗淨,切塊;將湯汁再煮滾,下山藥以中小火續煮 15 分鐘。

STEP 4
最後加入田雞塊煮至熟嫩,加鹽調味即成。

▶ **食用方式**
可為正餐湯品,適合熱食。

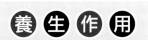 養 生 作 用

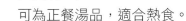

冬蟲夏草性溫味甘,是滋補腎陽、調理肺陰的聖品,自古即是帝王人家的專用滋養珍品,能提高機體免疫功能、擴張支氣管、加強腎上腺的作用。山藥性平味甘,強腎益精、補脾益肺,調理脾胃虛弱腹瀉、食慾不振,及婦女經帶失調。枸杞性平味甘,補肝養腎、明目抗老。田雞性涼味甘,補虛健胃、利水消腫,改善體虛消瘦。搭配合食,增強補腎納氣功能,善治腎陽不足所致之性功能障礙、腰膝痠軟、頸背痠痛、尻骶發冷,以及婦女帶下、經期不順;利水消腫、促進排毒,調理營養失衡、食慾不振、神疲乏力、形體消瘦;改善鬚髮早白、視力減退、頭暈目眩,並增強免疫力,鎮喘止咳,維護呼吸道健康。

▶ **注意事項**
• 肺熱痰熱、乾咳無痰、喘不過氣的人不宜食用。

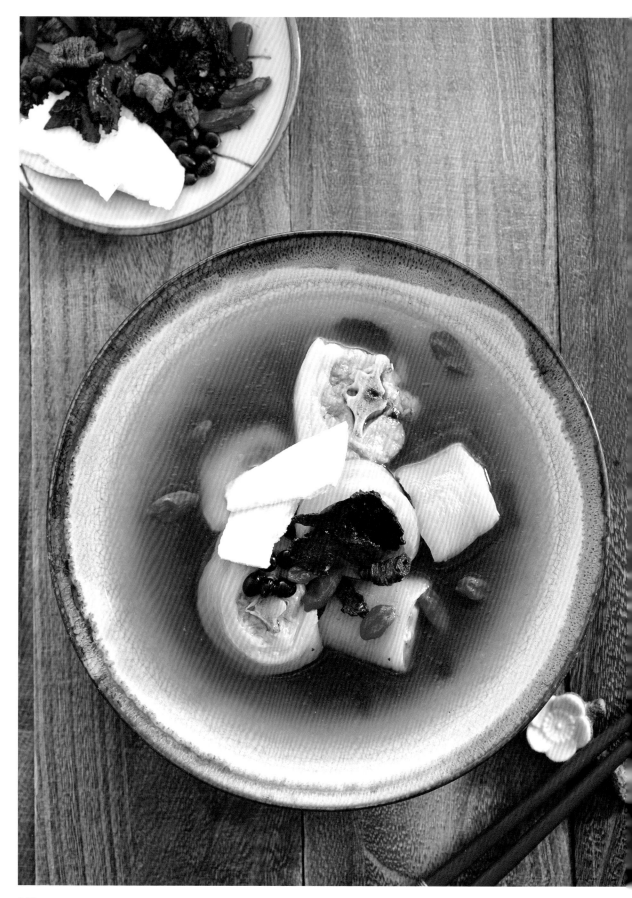

黑豆豬尾湯

滋腎興陽、補精填髓、提高抗病力、緩和更年期不適症狀。

 應用　此湯品固本培原、強精固腎，能振腎虛補陽氣，適合腎命門火弱、元氣不足，而早洩滑精、精蟲稀少、腰膝痠軟、力不從心、耳鳴重聽，女性發育緩慢，或分泌物多、經期失準、不易受孕，以及更年期潮熱、盜汗、頭暈目眩者食用。

▶ 藥材

黑豆	3 兩
鎖陽	3 錢
龍骨	3 錢
桑螵蛸	2 錢
枸杞子	5 錢
茯苓	3 錢
黑棗	2 兩

▶ 食材

豬尾	1 支
米、酒鹽	適量

▶ 作法

STEP 1

黑豆洗淨瀝乾，以小火炒至豆皮微裂。

STEP 2

豬尾剁段，入沸水汆燙，撈起沖淨。

STEP 3

以上藥材以快水沖過，以棉布袋裝妥紮緊。

STEP 4

所有材料盛入煮鍋，加米酒、水至蓋過材料，以大火煮滾轉小火慢燉 60 分鐘，加鹽調味即成

▶ 食用方式

可為正餐配湯，適合熱食。

養生作用

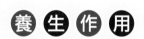

黑豆營養豐富，含植物性高蛋白，補益體能，且色黑入腎，養陰補氣，活血利水，有烏黑髮鬢、強筋健骨、明目醒神、紅潤臉色效果。鎖陽補腎強腰膝、潤燥養筋，治男子陽痿、女子不孕；龍骨收斂固澀，治遺精早洩、帶下崩漏；桑螵蛸益腎固精、縮尿止濁，調治遺精滑精、遺尿尿頻、小便白濁；茯苓利水滲濕、益脾和胃、寧心安神。搭配黑豆、豬尾燉食，滋腎興陽、補精填髓，因腎氣不足所引起，如以上諸症，都適合食用調理。

▶ 注意事項

・ 體力、腦力透支過度、經常熬夜而疲累者，可經常食用，但性慾亢進、體質熱燥的人則不適宜多食；習慣性腹瀉，或正當腹瀉嚴重者都要慎食。

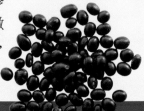

黑豆

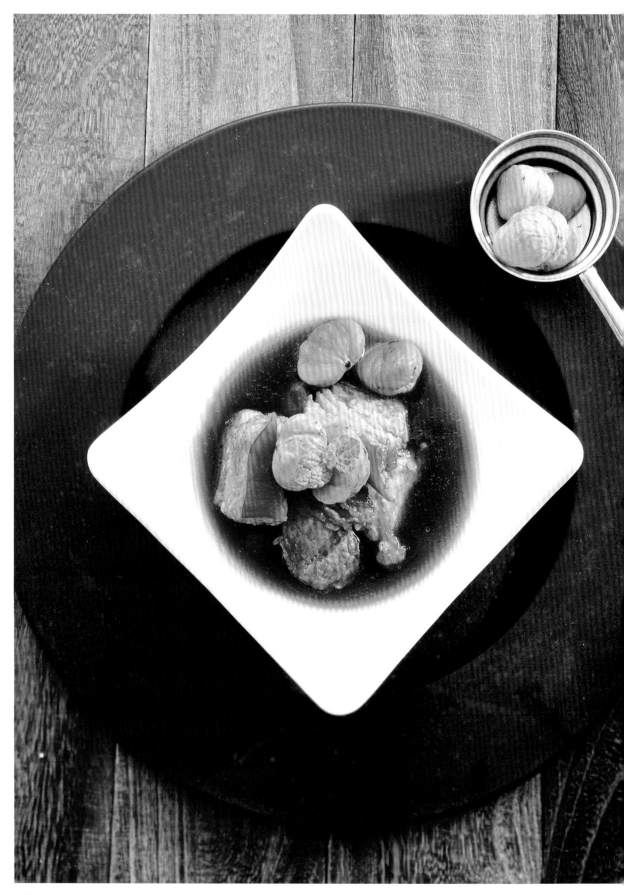

栗子梅花肉

補腎固精、強筋健骨、養血補心、通腎益氣、厚實腸胃。

應用　此品通腎益氣、補脾健胃，改善腎虛而腰腳無力、筋骨軟痿、無法久站行遠路，經常腰尻不適、發冷或痠麻，並適合食慾差胃口小、失神健忘、注意力無法集中、工作或學習效率低者食用。

▶ **藥材**

龜板 ⋯⋯⋯⋯⋯⋯⋯ 15 克

鱉甲 ⋯⋯⋯⋯⋯⋯⋯ 15 克

▶ **食材**

新鮮栗子 ⋯⋯⋯⋯ 150 克

豬梅花肉 ⋯⋯⋯⋯ 400 克

醬油 ⋯⋯⋯⋯⋯⋯ 2 大匙

米酒 ⋯⋯⋯⋯⋯⋯ 1 碗

鹽 ⋯⋯⋯⋯⋯⋯⋯ 適量

▶ **作法**

STEP 1

栗子泡溫熱水，去皮膜。

STEP 2

豬肉切大塊。

STEP 3

龜板、鱉甲以清水快沖過。

STEP 4

將所有材料盛入鍋，加醬油、米酒、鹽，及 1 碗水，以中大火煮滾，轉小火慢滷 30 分鐘即成。

▶ **食用方式**

可為正餐配飯，適合熱食。

養生作用

栗子有『乾果之王』的美譽，具補腎虛、厚腸胃、調節心血管健康的效果；龜板滋陰潛陽、養血補心、滋陰退熱，改善心虛驚悸，失眠健忘；鱉甲滋陰潛陽，能軟堅散結，退勞熱骨蒸。搭配豬肉煮食，除供給機體能量，維護健康，加強組織修復之外，並具有補腎強筋、活血止血、退熱除蒸、延緩衰老等食療功效；同時可輔助散瘀結、抗腫瘤，有一定的強壯作用。

▶ **注意事項**

· 龜板、鱉甲都具潛陽作用，如腎火虛弱而性慾低、陽萎不舉者不宜食用；經閉血虛而無熱者亦不宜；栗子雖能調節血壓、舒緩心血管疾病，但搭配豬肉，有此病症者並不宜多食，糖尿病患者亦不宜。

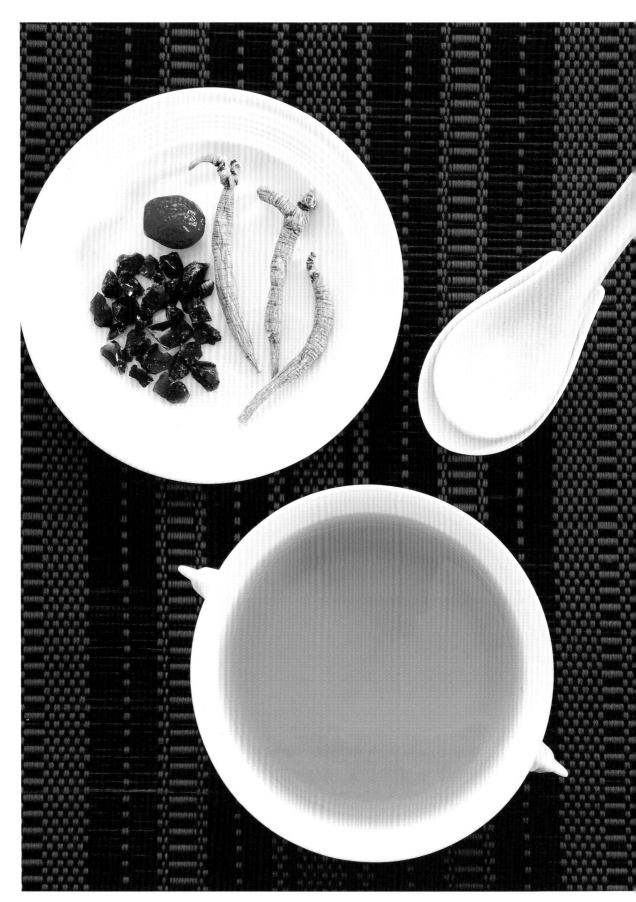

補陽二仙湯

滋補強身、活化細胞、
抗老防衰、提高免疫功能。

應用 滋補腎陽，改善性功能障礙；增強體能，減輕疲勞，預防早衰老化；堅固骨質，預防骨質疏鬆；調理氣血，改善貧血，四肢冰冷，並舒緩緊張及生理痛。

▶藥材

龜鹿二仙膠 ………… 5 錢

西洋蔘 ………… 2 錢

當歸 ………… 2 錢

枸杞子 ………… 3 錢

紅棗 ………… 10 枚

▶食材

米酒 ………… 適量

▶作法

STEP 1

紅棗以刀背稍微拍裂、泡軟。

STEP 2

龜鹿二仙膠敲成小塊，連同以上藥材一起盛入電鍋內鍋。

STEP 3

加 600cc 的水量、適量米酒，外鍋約加 2 杯水，煮至開關跳起即成。

▶食用方式

適合熱飲，一天分 3 次服用。

養 生 作 用

鹿二仙膠主要由龜板和鹿角煉製成膠，滋陰補陽效果佳，加紅棗、枸杞子保健作用更彰顯，能強身健骨、活化細胞、抗老防衰、提高免疫力，專治腎氣虛而陽萎早洩、遺精夢遺、經帶不順、懷孕困難、自汗盜汗、頭暈眼花、耳鳴重聽；並促進氣血循環、增進骨髓密度，防範骨質疏鬆；因富含膠質，能增進細胞鎖水功能，保持肌膚彈性。

▶注意事項

• 龜鹿二仙膠補益功能很多元，青春期轉骨、更年期補充鈣質、預防骨質疏鬆、老年人抗老、愛好運動者防運動傷害、婦女補充膠原蛋白養顏美容，及病後調理都適合適量食用。

• 正品龜鹿二仙膠價位不低且等級很多，為防贗品，應尋有信譽的中藥商選購正品。

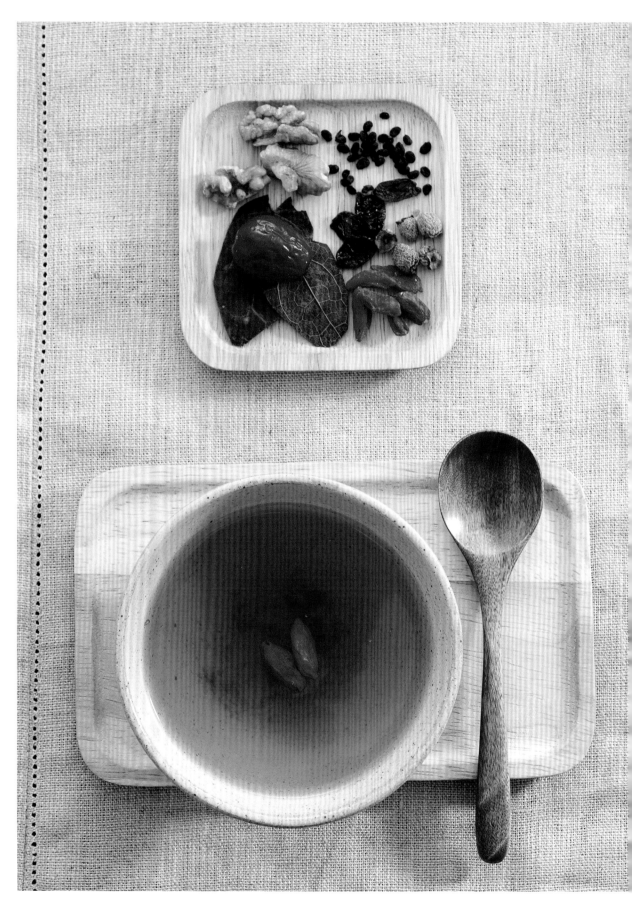

六神滋腎茶

滋補肝腎、澀精固本、
強筋健骨、安心寧神、
幫助睡眠。

 應用 此茶補益肝腎、提振元神,適合肝腎不足而頭暈目眩、腰痠膝軟、寒濕痹痛、肢冷畏寒、遺精遺尿,並助女子有孕、定胎動不安,及紓緩更年期不適現象。

▶藥材

核桃	1 兩
山茱萸	1 錢
淫羊藿	1 錢
菟絲子	2 錢
覆盆子	2 錢
補骨脂	1 錢
枸杞子	5 錢
紅棗	5 枚

▶作法

STEP 1
以上藥材裝入棉布袋、紮緊。

STEP 2
將所有材料盛入茶壺,加1200cc水,以大火煮滾,轉小火煎15分鐘,即可飲用。

▶食用方式

分次於三餐前、睡前溫熱飲用。

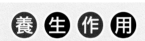 **養生作用**

核桃滋腎整腸、補氣養血,能強化腰腳、助益體力,並健腦提高腦力。山茱萸益肝補腎、澀精斂尿,改善腎虛致陽痿遺精、腰膝痠痛、遺尿頻尿、眩暈耳鳴、崩漏帶下。淫羊藿滋補腎陽、強健筋骨,調理陽痿遺精、寒濕痹痛、筋骨痿軟、四肢麻木拘攣。菟絲子補腎陽虛弱而遺精頻尿、視力昏花,婦女胎動、帶下、腰痛。覆盆子、枸杞子調補肝腎、助陽固精,縮小便、明目、悅澤肌膚,消除勞倦。補骨脂(破故紙)改善腎氣不足而下焦虛冷、陽痿精稀、腰膝冷痛、頻尿遺尿、虛喘咳嗽。搭配煮茶,最適合用以滋補腎陽,改善元氣不濟、六神無主、注意力失焦、意志軟弱、失眠多夢,並排除性功能障礙、增加受孕率,同時亦能緩解疲勞和解放壓力。

▶注意事項

- 現代都會人士普遍有運動不足、壓力大、休閒少、性趣缺的通病,此茶飲很適合當作強健飲料來清神醒腦、消除緊張、緩和情緒,並提振腎陽,排除性事障礙,但以適量為要。經常腹瀉者,或火盛、性慾亢進者亦不宜。

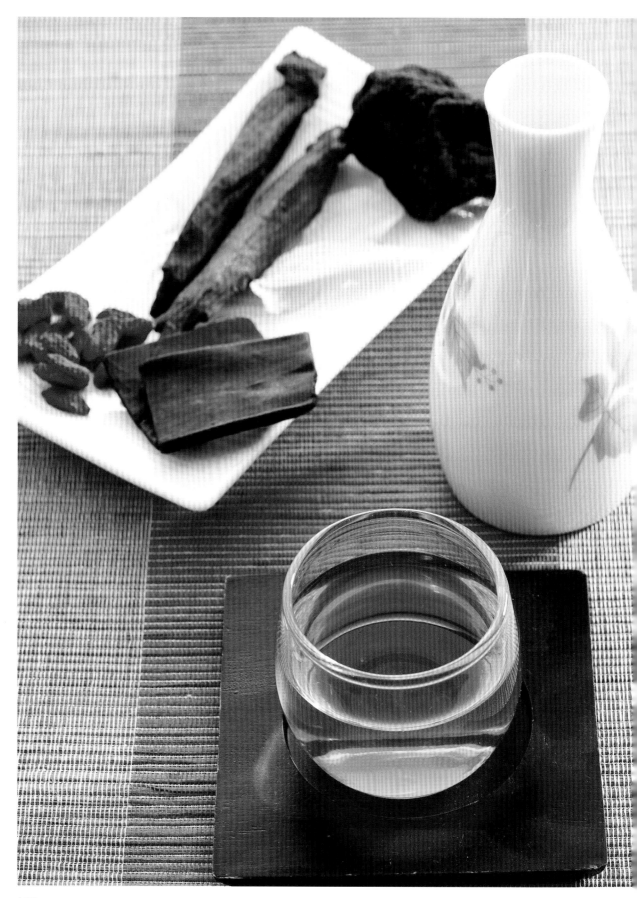

滋補養腎酒

溫補腎陽、提振體力、
促進代謝、延緩老化。

 應用 養腎酒能溫補腎陽、化氣行水，適合腎虛水腫、小便不利、腰膝痠軟、畏寒肢冷、睡不穩夜尿多者，可調節新陳代謝、舒壓解鬱、醒神益腦，提高工作效率。

▶ 藥材

鹿茸	1 兩	澤瀉	5 錢
人蔘	1 兩	車前子	5 錢
枸杞子	2 兩	牛七	5 錢
蛤蚧	1 對	炮附子	3 錢
肉桂	3 錢	懷山藥	1 兩
熟地	1 兩	茯苓	1 兩
丹皮	5 錢	炒杜仲	1 兩
山茱萸	5 錢	桑寄生	5 錢

▶ 食材

冰糖	4 兩
米酒頭	4000cc
密封玻璃罐	1 個

▶ 作法

STEP 1
玻璃罐洗淨，完全拭乾，可以吹風機確實吹乾。

STEP 2
以上藥材及冰糖盛入玻璃罐，倒入米酒頭浸泡。

STEP 3
封蓋浸泡 2 個月即可飲用。

▶ 食用方式

每天睡前飲 20 至 30cc，傍晚時分感覺特別疲累者可於下午 5 至 7 時之間酌飲 20cc。

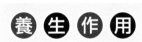
養 生 作 用

養 腎酒精選益腎補陽藥材泡酒，藥依酒勢，釋出有效成分，能充分被人體吸收利用，發揮調補精氣、提振體力、烏黑髮髭、延緩老化效果，改善房事不力、精神委靡、畏寒肢冷、耳鳴重聽、自汗盜汗。再者，腦為髓之海，為元神之府；而腎生髓，是以腎與腦部及中樞神經息息相關。用腦過度、壓力過大、休息不足、缺乏休閒調劑，都發引引發腰痠背痛，因為腰為腎之府，腦疲腎虛首先就會引起腰痛。養腎酒醒神益腦，增進腦神經傳導，減緩腦智衰退，並減低焦躁及緊張情緒。

▶ 注意事項

· 陰虛火旺、五心煩熱（指兩手掌心、腳掌心發熱，及自覺心胸煩熱）者不宜；肝功能失調、肝腫瘤、心血管疾病、腸胃潰瘍患者，皆不宜飲酒。

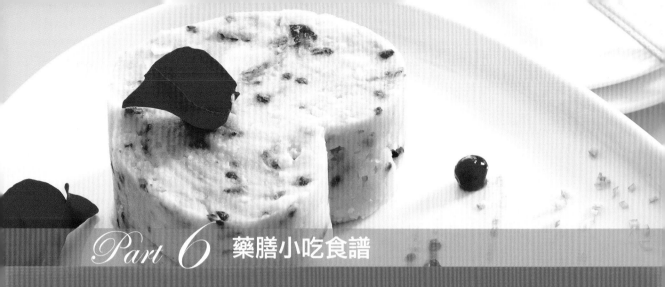

台灣地道特色。

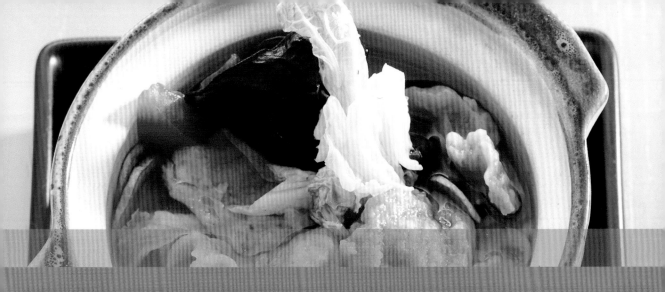

　　台灣各地都有其著名的特色小吃，例如：士林蚵仔煎、彰化肉圓、新竹貢丸、北港鴨肉飯、埔里米粉……等都是膾炙人口的美食小吃，不管在地小民、國際巨星，亦或是遠來遊客，台灣夜市小吃必是不能錯過的選擇與體驗。

　　我們認為新式藥膳食譜不僅可融入三餐飯桌，其實，也可以作成深具特色的藥膳小吃，讓健康飲食饒富變化、更添趣味！

　　本單元特別介紹八種藥膳小吃，不管哪一個季節，都非常適合上菜喔！

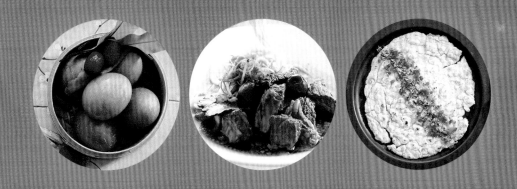

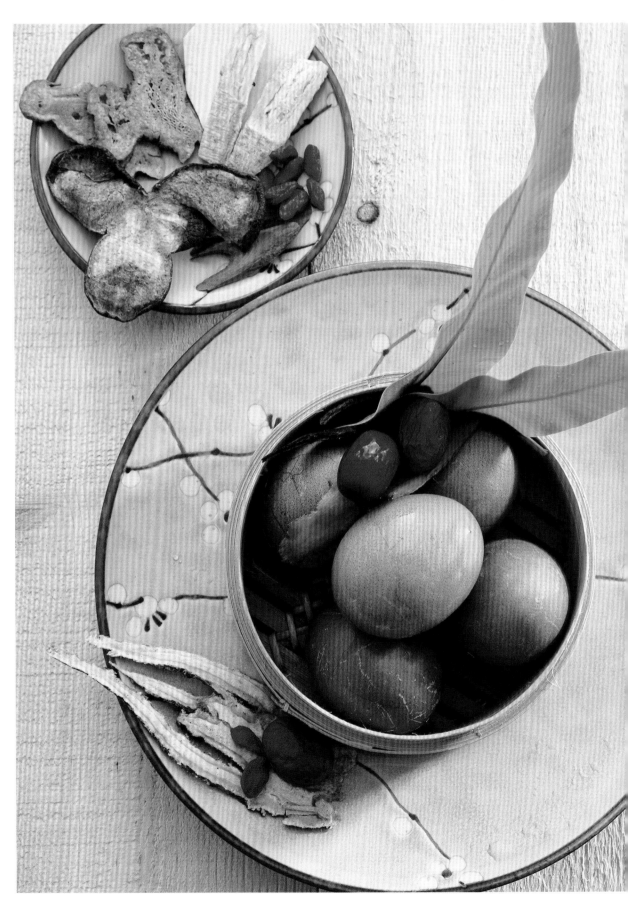

十全藥膳蛋

益氣養血、散鬱鎮靜、
健胃祛勞、紅潤氣色。

應用 藥膳蛋可以提高人體免疫力，增進體力抗疲勞，調節內分泌，體力腦力常透支者，或是壓力大，情緒不穩時，都適合食用；並具健脾胃效果，孩童食慾不振，老人體虛攝食少者，可適量食用。

▶ 藥材

紅參片	5 錢
白朮	2.5 錢
芍藥	2.5 錢
茯苓	2.5 錢
何首烏	1.5 錢
當歸	1.5 錢
川芎	1.5 錢
黃耆	3 錢
包種茶袋 2 袋 (約 6 克)	
八角	6 粒
熟地	3 錢

▶ 食材

雞蛋	15 顆
肉桂	1 錢

▶ 作法

STEP 1
蛋 (常溫) 洗淨，藥材以快水沖過，連同茶袋、八角一起放入鍋中，加水至淹過材料，以中火煮滾。

STEP 2
轉小火煮 5 分鐘後，將蛋殼敲裂，加醬油 2 大匙、鹽 1 小匙、糖 1 小匙，續煮 20 分鐘。

STEP 3
熄火，靜置，待蛋入味即可食用。

▶ 食用方式

藥膳蛋，靜置半天以上更入味。可當點心食用。

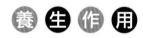
養生作用

蛋 的營養價值高，搭配紅參、白朮、芍藥、茯苓、何首烏、當歸、黃耆等藥物煮食，益氣補血、散鬱祛瘀、抗疲勞增體力，均衡攝取，補充營養，幫自己健康加分。成年人，一週 3 至 4 顆，銀髮族少肉或素食者，一天 1/2 顆至 1 顆蛋，以補充營養，增進體力。發育中族群一天 1 顆，促進成長發育，提高學習效率。

▶ 注意事項

・膽固醇高者，或有心血管疾病宿疾的人，要控制蛋的食用量。茶的種類可隨個人喜好調整，紅茶、烏龍茶都適合。

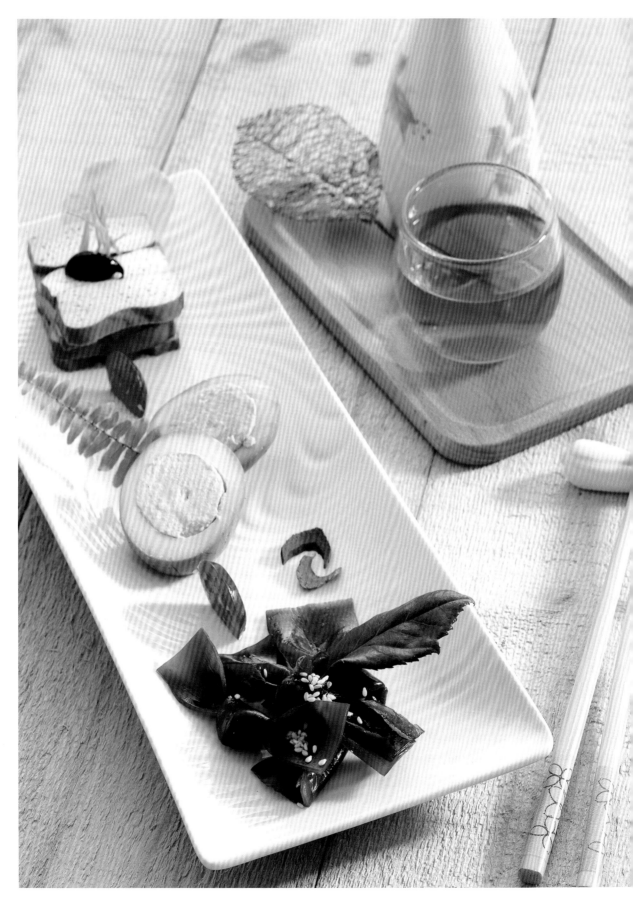

養生藥膳滷

開胃健脾，促進食慾；
改善體質，補充元氣；
提升免疫力，增強抗病力。

應用

▶ **藥材**

黨參 ········· 5 錢
黃精 ········· 5 錢
當歸 ········· 3 錢
山楂 ······ 1.5 錢
廣皮 ······ 1.5 錢
甘草 ········· 2 錢
肉桂 ········· 1 錢

▶ **食材**

水煮蛋 ···· 10 顆
豆乾 ······ 1/2 斤
海帶 ······ 1/2 斤
鹽 ··········· 2 小匙
冰糖 ········· 1 大匙
醬油 ······ 1/2 杯
米酒 ··············
1/2 杯 (電鍋量杯)

▶ **作法**

STEP 1
將藥材放入藥袋中紮緊，水煮蛋剝殼，
豆乾、海帶沖淨。

STEP 2
將藥袋、水煮蛋、豆乾放入燉鍋內，加
水至淹過材料，入醬油、鹽、冰糖、米
酒，以中火煮開，轉小火慢滷 20 分鐘。

STEP 3
加入海帶，續煮 10 分鐘，熄火燜約
30 分鐘，即可食用。

▶ **食用方式**

可為正餐配菜，亦適合當小菜。材料可
挑選個人喜歡的種類，蒟蒻、油豆腐、
豆皮、素雞、香菇、麵筋⋯⋯都適合。

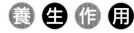
養生作用

藥膳滷味能開胃助食，振奮精神，愉悅心
情，調節口乾舌燥、胃口不佳、食不知味
等現象。所配山楂、廣皮、甘草、肉桂等藥材
能增加腸道中的益菌，幫助消化，促進代謝循
環，進而改善營養吸收及利用狀態，提升免疫
力，增進抵抗力。但，黃精性質滋膩，咳嗽痰
多、脾虛久瀉者，可將劑量減半。體力虛弱、
容易疲倦者，黨參則可加倍，以補氣提神。

▶ **注意事項**

・滷味材料多用豆類製品，
選材時要注意其新鮮度；
又，豆類製品吃多易腹胃
脹滿、產生腸氣，宜控制
攝取量。有痛風病史者亦
不宜。

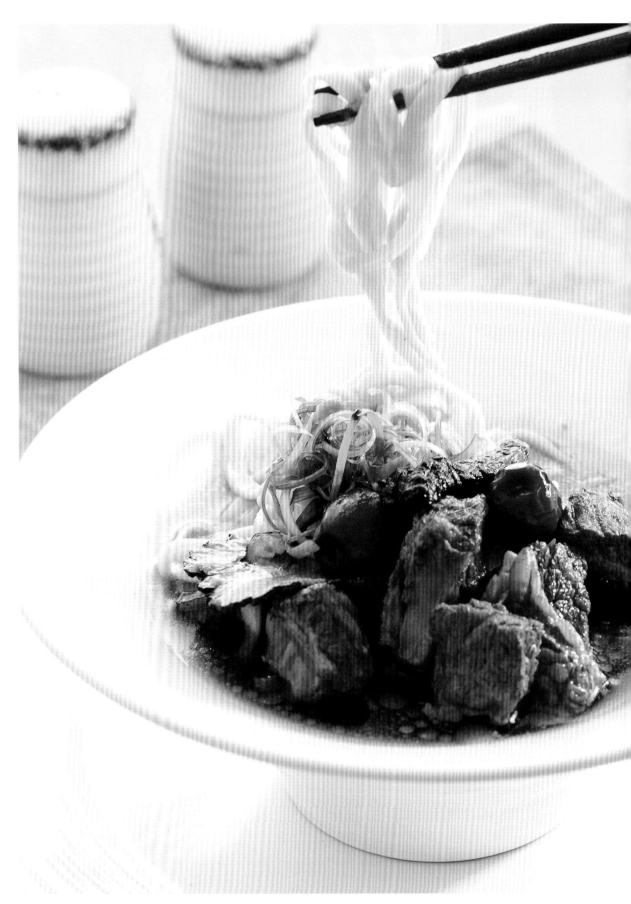

藥膳牛肉湯

活血行氣、益精填髓，
改善遺精陽痿、月經不調，
紓緩經痛。

 應用 牛肉營養價值高，自古有：「牛肉補氣，功同黃耆」之說，體弱乏力、面色萎黃、筋骨痿軟的人，都適合以牛肉燉食。配伍當歸、川芎、茯苓、黃耆、熟地等藥材燉煮，補養氣血、調經理帶，助益轉骨、促進成長發育，並優化體質。

▶ 藥材

當歸	2 錢
川芎	1 錢
茯苓	1 錢
黃耆	2 錢
甘草	1 錢
熟地	2 錢
紅棗	8 枚
桂枝	1.5 錢

▶ 食材

牛腱條	0.5 斤
牛骨高湯	3000 cc
米酒	100 cc
鹽	2 小匙

▶ 作法

STEP 1
牛腱條入滾水氽燙去血水，撈出沖淨，切塊備用。

STEP 2
所有藥材以快水沖淨、瀝乾，紅棗以刀背稍為拍裂，所有藥材放入牛骨高湯浸泡 30 分鐘。

STEP 3
將牛腱塊及藥膳牛骨高湯盛入湯鍋內，加米酒，以中火煮開後轉小火慢燉約 2 小時，待肉質軟爛，起鍋前撈棄藥渣，加鹽調味即可。

▶ 食用方式

藥膳牛肉湯可為正餐配湯，亦適合為滋補湯品，病中調理、產後補養或是節令進補都適合。

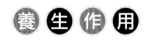
養 生 作 用

藥膳牛肉湯營養豐富，補血活血效果佳，能活血行氣，調經止痛，潤腸通便；紓解經閉經痛、胸悶腹痛、跌撲腫痛、風濕痹痛；並益精填髓、保肝抗衰，經常食用，增強免疫功能，提高受孕機會，改善貧血萎黃、眩暈心悸、月經失調、遺精陽痿、腰膝痠軟。

▶ 注意事項

• 不吃牛肉者，可改用豬排骨（配豬大骨高湯）、雞肉（配雞胸骨高湯）來燉煮，不減營養效益。

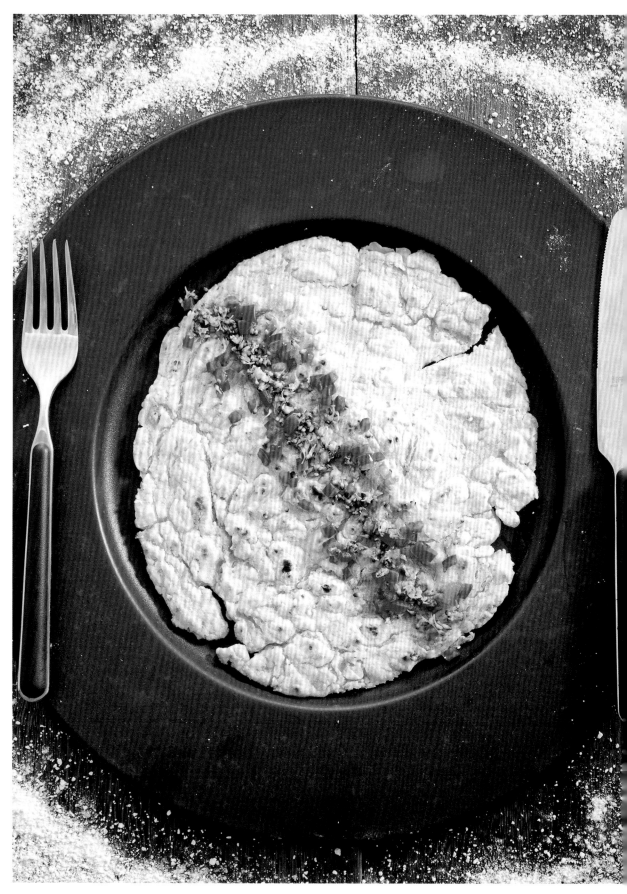

茯苓芝麻餅

利水滲濕、補脾健胃、
寧心安神、養顏美白。

應用 運動量少、汗尿代謝不足、體內濕氣重，長濕疹的人，適合藉由茯苓利水作用來調節汗尿排泄，改善四肢水腫、搔癢、躁擾之現象。

▶ **藥材**

茯苓粉 ················· 50 克

▶ **食材**

麵粉 ······················ 50 克
蜂蜜（或楓糖漿）··· 適量
白芝麻 ··················· 適量
水（常溫）············· 適量
橄欖油 ··················· 適量

▶ **作法**

STEP 1

茯苓粉加麵粉和勻過篩，逐步加水調成麵糊。喜歡軟薄餅，可多加水；喜歡厚實餅，水少粉多。

STEP 2

平底鍋加熱刷上橄欖油，倒入麵糊以小火慢煎，並撒上芝麻。

STEP 3

當餅面凝固再翻面，續煎 2 分鐘，待呈金黃色即可起鍋。

STEP 4

淋上蜂蜜食用。

▶ **食用方式**

可當早餐、下午茶點，易適合當點心。但攝取量不宜一次過量。

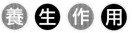

養生作用

茯苓為「四時神藥」，其功效非常廣泛，能利水滲濕、補脾健胃、寧心安神；所含多醣體可提升免疫力，並輔助抗發炎、降膽固醇、降血壓，還能抑制腫瘤生長。蜂蜜含有多種維生素、礦物質和胺基酸，其天然葡萄糖、果糖更可被人體直接吸收，養生價值高。搭配茯苓煎餅來吃，健胃安神、養顏益膚，並令人心情愉悅。

▶ **注意事項**

· 有人取茯苓當瘦身食材，因它能促使留滯體內的水分排出，但不建議長期食用單味藥材。

· 麵粉主要成分是碳水化合物，攝食量亦當控制，特別是血糖高的人。

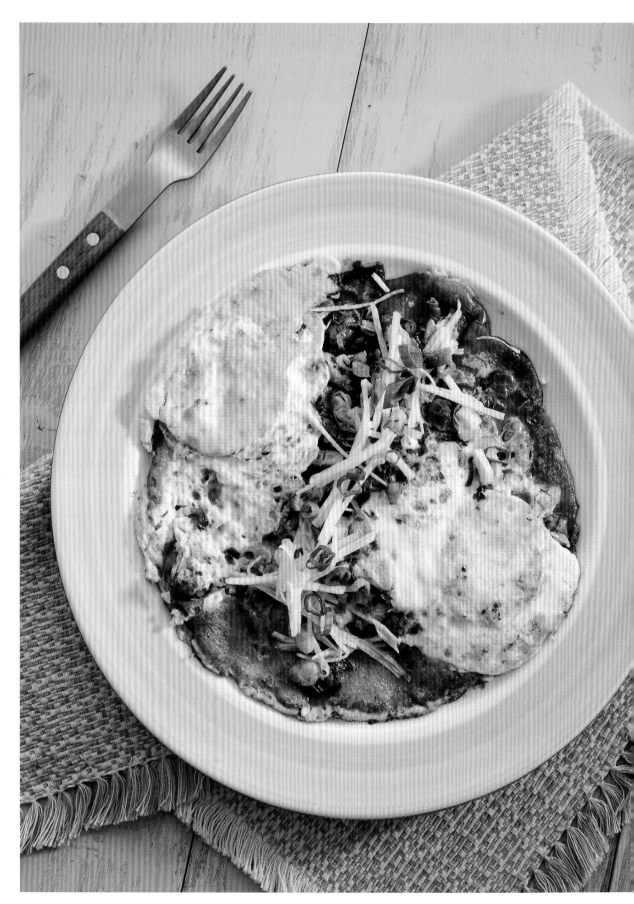

五子蚵仔煎

滋陰補陽、益腎固精、
養肝潤肺、明目烏髮。

 應用 五子山藥蚵仔煎最適合男女精力不足、性功能失調、受孕不易、內分泌失調者；或是長期腦力體力透支以至肝腎過勞、免疫力降低、睡眠品質低落者。再者，少男少女發育轉骨期、男女準備受孕期，也都適合。

▶ 藥材

炙女貞子	3 錢
菟絲子	3 錢
五味子	1 錢
枸杞子	3 錢
覆盆子	2 錢

▶ 食材

新鮮山藥	1 兩
扁頁韭菜	3 株
青蚵	4 兩
雞蛋	2 個
鹽	1 小匙
地瓜粉	2 匙
太白粉	1 匙

▶ 作法

STEP 1
將藥材放入鍋中，加 1 碗半水，開大火煮滾，轉為小火，煮至 1 碗，濾去藥渣，待涼。

STEP 2
青蚵挑棄雜質，洗淨、瀝乾。

STEP 3
山藥削皮洗淨，切絲；韭菜洗淨，切 1 公分小段。

STEP 4
藥汁加地瓜粉、太白粉拌勻，並加入山藥絲、韭菜。

STEP 5
平底鍋加 2 匙橄欖油，將青蚵倒入輕輕拌炒，半生熟時加入 **4** 之材料，待粉漿呈半透明狀，將蛋打入，翻面煎至熟即可食用。

▼ 食用方式

可當正餐配菜，亦適合當點心、消夜。

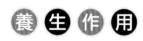 養生作用

五子都具滋補肝腎、固精止洩、縮尿收汗效果，善於調理勞傷羸瘦、夢遺滑精、陽痿早洩、腰膝痠軟、鬚髮早白、目視不明、頭暈耳鳴、自汗盜汗之現象。

青蚵，富含鋅質，除能維護免疫系統、保護細胞膜之外，更是促成女性卵泡和黃體激素成熟，及男性精子生成和維護睪丸、攝護腺功能不可缺的元素。

▶ 注意事項

· 五子山藥蚵仔煎在健康養生選擇上是有其效益的，但海鮮是其過敏原的人則不適合。亦不適合有性慾亢進傾向者。

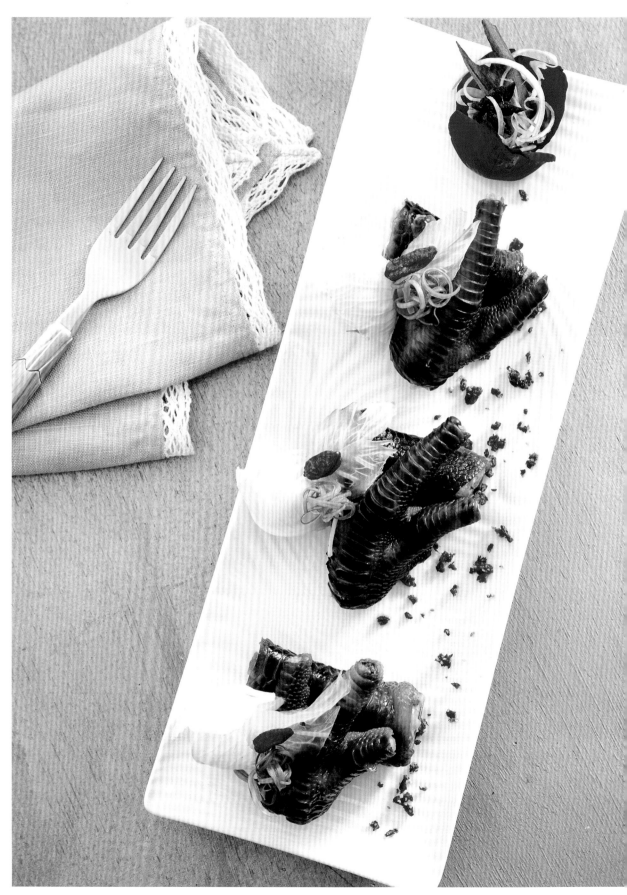

桂香滷雞爪

開胃助食、理氣祛胃寒、
除濕暖筋骨、暢通經脈促血行。

 應用 八角、桂皮、茴香都具祛寒活血、行氣暖胃、通脈止痛等作用，體質虛寒、體弱胃寒納食少，以及氣血不暢、筋骨僵滯痠痛者，都適合適量攝食，能暖胃健身、通脈止痛，促進消化，增加腸胃蠕動。

▶ **藥材**

八角	2 錢
桂皮	3 錢
茴香	2 錢

▶ **食材**

雞爪	1 斤
米酒	1 杯（電鍋量杯）
醬油	2/3 杯（電鍋量杯）
紅砂糖	1 兩半
蔥段、薑、蒜頭	適量

▶ **作法**

STEP 1
雞爪去腳尖，洗淨、瀝乾。薑洗淨，拍鬆；蒜去膜。

STEP 2
將八角、桂皮、茴香裝入棉布袋紮緊。

STEP 3
雞爪、藥袋放入煮鍋，加米酒、醬油、蔥段、薑、蒜、糖，加水至蓋滿材料。

STEP 4
先以中大火煮沸，轉中小火續滷 20 分鐘，收汁即可熄火。

▶ **食用方式**
可為正餐配菜、小菜，亦可當零嘴。

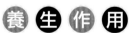 養 生 作 用

八角、桂皮、茴香含有揮發油，香氣馥郁，不但祛腥解膩，且使菜肴提味，開胃增食慾。同時能暖胃祛寒、活血舒筋，改善腎陽不足而畏寒、四肢冰冷、腰膝尻骶冷痛；並健胃行氣，刺激胃腸蠕動，促進消化液分泌，通腸通氣促使體內廢氣排出。

▶ **注意事項**

· 紅滷雞爪所用藥材有活血的作用，孕婦少食；特別是懷孕初期胚胎著床尚未穩固，或是體弱的孕婦，都不適宜食用，以免胎動不安。

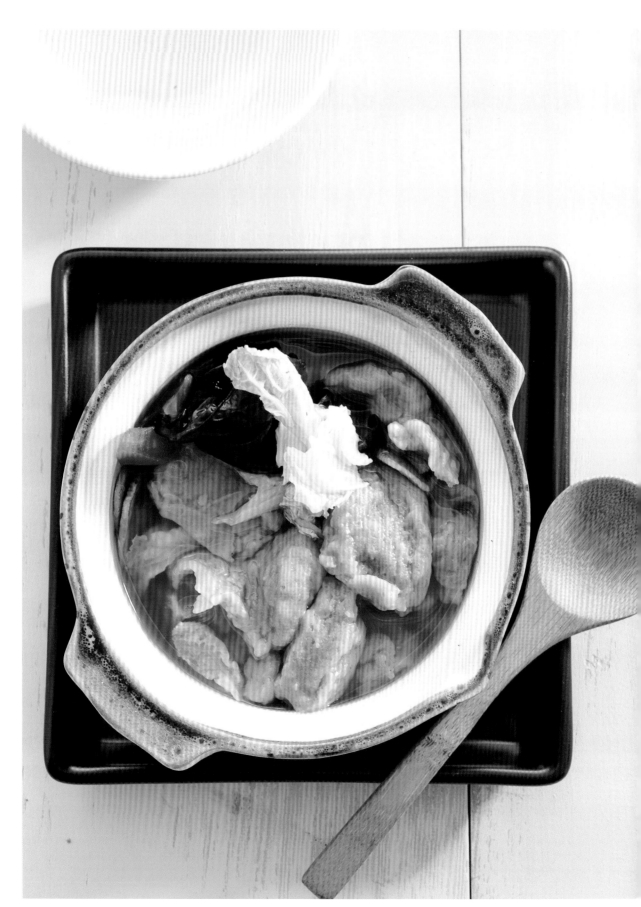

紅麴麵疙瘩

活血化瘀、保健血管、消除疲勞、增加高密度膽固醇。

應用 紅麴具有多項有益健康的藥理活性，可搭配雞、豬、魚各種肉類；亦可搭配米飯、麵類，亦適合烹調素食，能使料理增色，促動食慾，可以在日常飲食中廣泛應用。

▶ 藥材

紅麴 …………………… 1/3 碗

▶ 食材

中筋麵粉 …………… 0.5 斤
大白菜 ……………… 6 兩
黑木耳 ……………… 4 兩
蘑菇 ………………… 2 兩
番茄 ………………… 1 顆
肉片 ………………… 1/2 碗
蒜片、蔥段、鹽 ……適量

▶ 作法

STEP 1

麵粉加少量鹽、適量水及紅麴，並滴 2、3 滴油，揉成長條麵糰，入冷水中泡約 20 分鐘。

STEP 2

番茄洗淨，去蒂頭，十字對切成 8 至 10 片；大白菜洗淨，切大片狀；木耳洗淨，去蒂頭，切絲狀。

STEP 3

鍋中加 2 匙油，下蒜片、蔥段爆香，續下肉片、番茄、大白菜、木耳拌炒，加水至蓋過材料煮滾，並下蘑菇。

STEP 4

同時另鍋煮水，水煮開前，將麵糰一片片撕入鍋中煮熟後，撈入作法 3 中，並加適量的煮麵糰湯，待湯汁滾沸，加鹽調味即成。

▶ 食用方式

可為正餐主食，亦可當點心、消夜。

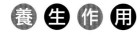

養生作用

紅 麴活血化瘀、健脾溫胃、益氣消食，在中國傳統藥理上，常用以調理產後淤滯、食積飽脹、跌打損傷瘀血。現代醫學亦證實紅麴可以促進血管健康、調整血壓、抗疲勞、保護肝臟、抑制體內自由基氧化速度，並可增加好的（高密度）膽固醇，降低壞的（低密度）膽固醇，降低動脈硬化的風險。

▶ 注意事項

• 紅麴和某些藥物併用，會產生交互作用，如降血脂藥物，如已經醫生處方，服用這類藥物，即不宜自行再服用紅麴製劑，或多食紅麴料理，應諮詢過醫生，以確保安全。

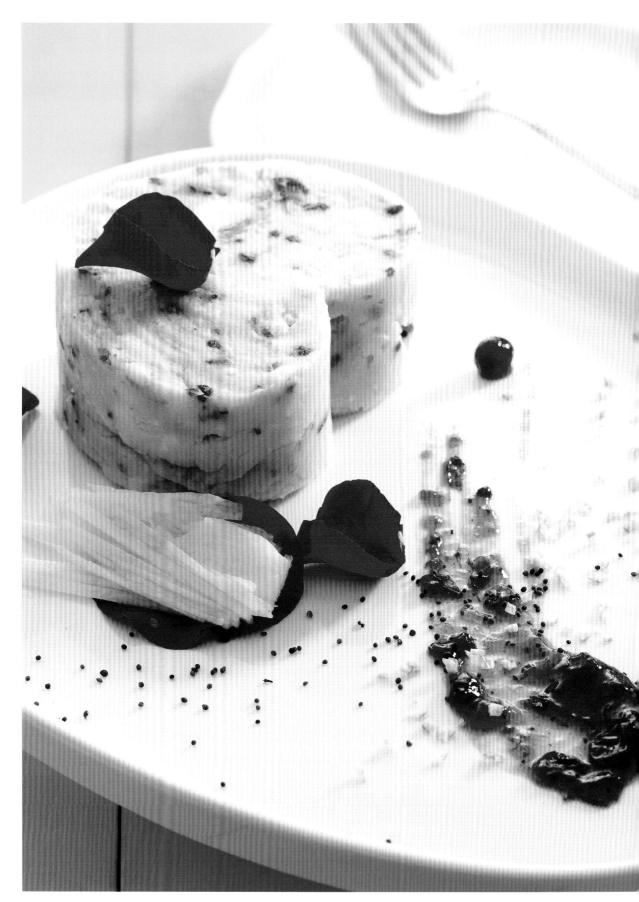

玫瑰山藥泥

抗憂解鬱、和血調經、
抗老防衰、提高免疫功能。

 應用　玫瑰山藥泥為具有滋補功效的健康食品，同時具舒壓解鬱、鎮靜助眠效果。經常食用可釋放壓力、調整心情、紓減疲勞；尤其適合因壓力而產生月經失調、憂鬱、失眠的女性食用。玫瑰滋補腎陽，改善性功能障礙；增強體能，，預防早衰老化；堅固骨質，預防骨質疏鬆；調理氣血，改善貧血，四肢冰冷，並舒緩緊張及生理痛。

▶ **藥材**

食用玫瑰花 ………… 3 朵

▶ **食材**

新鮮山藥 ………… 1 斤
鮮奶 ………………… 50 cc
糖粉 ………………… 1 大匙

▶ **作法**

STEP 1
山藥削皮洗淨，切段入電鍋蒸熟。

STEP 2
玫瑰花只取花瓣，並剝成小片。

STEP 3
蒸熟之山藥，趁熱壓成泥。

STEP 4
將花瓣、糖粉、鮮奶加入，攪拌和勻即成。

STEP 5
可將山藥泥用模具造型，更添口感。

▶ **食用方式**
適合當點心，配玫瑰花茶、水果茶、綠茶都很爽口。

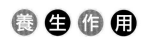 **養生作用**

玫瑰芳香行散，能疏肝解鬱、和血止痛，活化細胞、養顏美膚、抗老防衰。山藥健脾除濕、收澀固精，其黏液質含有消化酵素，滋補且促進消化，適合脾胃虛弱者；所含的皂苷是人體製造性荷爾蒙的重要成份，可調節生殖系統，增強免疫力。兩者搭配食用，既滋補又抗憂鬱，可舒緩緊張、美化臉色、提高睡眠品質，減輕生理痛，並舒緩更年期的不適，是男女老少皆宜的小點。

▶ **注意事項**

・有的人接觸山藥會引起過敏而發癢，削皮時可戴手套，避免直接接觸，或是手先泡醋水。

・山藥雖是滋補強壯藥，但具有收斂作用，便秘者不宜食用。

五臟保養書 養生，必先調五臟！—— 經典暢銷版

作者	中華民國中藥商業同業公會全國聯合會
總策劃	朱溥霖
召集人	陳玉利
主任委員	黃奇全
編輯委員	王清炎、陳國津、徐火雄
食譜設計	陳麗玲
藥膳調製	黃景龍&TJCA台灣國際年輕廚師協會
	范樹男、余秉軒、張立峯
封面設計	HUANG CHI YUN
內頁設計	游萬國
攝影	賴光煜
行銷主任	許文薰
總編輯	林淑雯

讀書共和國出版集團
社長	郭重興
發行人兼出版總監	曾大福
業務平臺總經理	李雪麗
業務平臺副總經理	李復民
網路暨海外通路協理	張鑫峰
特販通路協理	陳綺瑩
實體通路經理	林詩富
印務	江域平、李孟儒

出版者	方舟文化
發行	遠足文化事業股份有限公司
	231台北縣新店市民權路108-2號9樓
	電話｜（02）2218-1417　傳真｜（02）8667-1851
	劃撥帳號｜19504465　戶名｜遠足文化事業有限公司
客服專線	0800-221-029
E-MAIL	service@bookrep.com.tw
網站	www.bookrep.com.tw
法律顧問	華洋法律事務所蘇文生律師

定價480元
初版一刷 2014年8月
三版一刷 2022年5月

國家圖書館出版品預行編目(CIP)資料

五臟保養書：養生，必先調五臟!經典暢
銷版 / 中華民國中藥商業同業公會全國
聯合會作.
-- 三版. -- 新北市：方舟文化出版：遠
足文化事業股份有限公司發行，2022.05
192面；19×26公分
ISBN 978-626-7095-36-2（平裝）

1.CST：藥膳 2.CST：食療.

413.98　　　　　　　111005695

方舟文化讀者回函卡　　方舟文化官方網站

編後語

　　本會為加強中藥之發展，倡導養生保健，經理事長朱溥霖大力推動，督同陳玉利秘書長、編輯委員會成員多次召開會議研討規劃，並在前任理事長林承斌促成下與出版社合作出版皇漢養生寶典藥膳叢書第三冊，期望達成下列目標：

一、向全民推廣中藥藥膳，讓民眾在家就能輕鬆 DIY 養生藥膳。
二、為消費者推薦合格優良中藥商，避免買到來路不明中藥材。
三、指導消費者藥材使用正確觀念及藥膳烹調技巧。
四、推廣「醫食同源、藥食同功」觀念，以中藥藥膳吃出健康人生。
五、吸引年輕族群，認識中藥運用的博大精深、深入生活。

　　本叢書第一冊《快樂藥膳》已於 2006 年元月份出版，由於內容豐富、製作精美，普獲各界好評，2007 年繼續推出第二冊《元氣藥膳》。集結過去製作經驗與基礎，一步步發展第三冊《五臟保養書》，製作期間編輯主任委員黃奇全先生與編輯委員王清炎先生、徐火雄先生、連俊英先生、陳國津先生，為訂定內容方向、研究藥膳食譜、準備地道藥材、進棚拍攝照片、數度校對排版稿件，認真負責、不眠不休，為完成任務、無私付出，其精神值得感佩。

　　感謝中藥同業先進之指導並提供寶貴經驗方及相關諮詢，使叢書得以順利付梓，本冊幾經嚴格審定後出版，但仍恐有未盡周全之處，尚請賢達前輩不吝賜教。

中華民國中藥商業同業公會全國聯合會

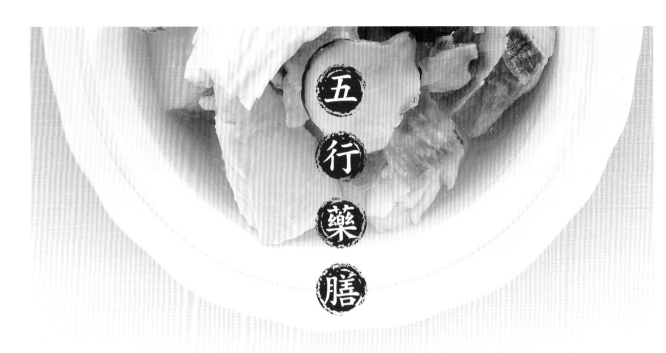

五行藥膳

天明製藥股份有限公司	王伯綸先生
天一藥廠股份有限公司	陳三元先生
仙豐股份有限公司	謝振鋒先生
百耘堂	黃龍雄先生
均記貿易有限公司	陳均元先生
沅芳中藥有限公司	黃奇全先生
芳晟貿易有限公司	吳品睿先生
和盛記蔘藥有限公司	朱溥震先生
金茂昌貿易有限公司	吳青柳先生
香港百昌堂	曾守潤先生
香港百成堂參茸行有限公司	李應生先生
科達製藥股份有限公司	陳兆祥先生
港香蘭藥廠股份有限公司	
紐西蘭鹿業局	何瑞軒先生
綺蔘貿易股份有限公司	葉甘霖先生
德和蔘茸有限公司	林書章先生
榮裕蔘藥行有限公司	呂春榮先生
鴻龍貿易有限公司	連俊英先生
寶益隆貿易有限公司	謝慶堂先生
華陀扶元堂生藥科技股份有限公司	朱溥霖先生
生元貿易有限公司	林承斌先生

衷心感謝以上中藥同業，對書籍的盛情支持，
因為你們的協助，本書得以順利完成